ステイタスブレイン

覚醒と昏睡の間に存在する脳のダイヤモンドリング現象

はじめに

脳には、未だ知られていない幾多の可能性が秘められています。

発達脳科学者として、私は長年研究を続けてきましたが、ときに自分の気づいていなかった新たな脳の可能性に遭遇することが少なくありません。

現在、私の病院のスタッフの一人として働いているひとりの青年は、十年ほど前、脳腫瘍に冒された患者として私の前に現れました。

ここでは仮に、彼をS君としておきましょう。

当時、S君は中学三年生でしたが、脳だけではなく脊髄まで腫瘍に冒され、水頭症を併発し、文字通り死に瀕していました。

水頭症とは、頭蓋内に脳脊髄液が過剰に溜まる病気です。

脳脊髄液は、脳と脊髄を循環し、脳全体を保護する役割を果たしていますが、なんらかの原因によって（S君の場合は脳腫瘍によって）、この産生が過剰になると、本来は脳を守るべき脳脊髄液が脳を圧迫し、激しい頭痛や吐き気や嘔吐などの症状を引き起こします。

幼児の場合であれば、頭のサイズが目立って大きくなります。放置すれば死に至ることも少なくありません。

水頭症の手術は無事成功しました。そして、私自身がドイツで開発した神経内視鏡（Oi Handy pro™、ドイツ・カールストルツ社製）で、その水頭症とともに、腫瘍の固定にも成功しました。

また、腫瘍が脳に充満してはいましたが、悪性のものではなかったため、化学療法が効果を発揮し、S君はなんとか危機的な状況を脱することができました。

とはいえ入院加療に一年以上を費やしていました。それもあって彼は高校進学を断念。外来にやってきたS君の落ち込んだ表情を見て、私は自分の病院のスタッフとして働いてみてはと提案してみました。

職が決まったとき、彼は希望に満ちた顔で、「将来はプログラマーになりたい」という夢を私に語ったものでした。

熱のこもったS君の口調に耳を傾けながら、私は、一瞬、言葉に詰まりました。

彼の言葉にただちにうなずくことができなかったのです。「君ならなれるよ」と、私は確約することができませんでした。

水頭症は、手術によって症状が改善しても、後遺症として、運動能力の低下が起こることがしばしばあります。

しかしその一方で、幼少期に水頭症に罹患《りかん》した子供たちの中には、特別高い知能を示す子が出てきます。

水頭症という病気は、このように脳の不思議さを端的に示す病気であるといってもよいのですが、S君の場合、すでに十代半ばを過ぎていました。

幼児の水頭症患者のように、今後特別高い知能指数を示す可能性よりも、むしろ逆の、知力の伸びないことが危惧されました。

おそらくS君のプログラマーの夢が実現することはかなり難しいだろう。私はそう考えていました。もちろん、そんなことはおくびにも出さず、私は彼を見守り続けることになったのです。

そして、十年後――。

既に私は、十年前のS君に関する自分の心の片隅にあった心配が的外れであったことを知っています。

今やS君は、病院の主要なスタッフの一人として忙しく立ち働いています。彼が外来にいないと私の外来が回らないというほどになったのです。

しかも、それだけではありません。

彼は日々、研究助手としてもデータの集積、整理、分析等々を行っています。

S君はプログラマーにこそならなかったものの、実際にパソコンを使いこなし、私の片腕としてデータ分析をしてくれるまでになったのです。

私の外来の患者さんが全国のどこからどれくらいやってくるか、それをクリック一つで知ることができます。それも彼の仕事のおかげなのです。

私自身、彼がここまで成長することを予想していませんでした。

では、彼に豊かな現在をもたらしたものとは、なんだったのでしょうか。

成長期の脳に、それだけの豊饒《ほうじょう》な可能性が眠っている。

ここでは、それをとりあえずの答えとしておきましょう。

もちろん、この問題については本文で再度（第三章第三節）取り上げるつもりですが、私が冒頭にS君のエピソードを持ってきたのは、これから探究しようとしている脳の《ある状態》と、このS君の問題が深く重なりあっているためです。

このように小児脳神経外科医として、また、基礎神経科学を研究課題として、長らく発達脳科学に携わってきた経験から、私は、子供たちの脳には限りない可能性があるのだと確信していますが、子供たちの脳にばかり、未来があるのではありません。

大人の、いや、あえて言えば、中高年の、ややもすると悲観的になりがちな脳にも大きな可能性が残されていると考えています。

可能性を高めるためには、脳をよりよく使う必要がありますが、そのために私たちの脳の力を十全に引きだす方法というものは、いまだじゅうぶんに検討されていないように思います。

近年、いわゆる『脳トレ』が大流行した時期がありました。

多くの脳トレは、訓練さえすれば脳が活性化され、老化を防ぐことができると喧伝されています。

しかし、そうした脳トレの多くは機械的なトレーニングです。こうした機械的なトレーニングは脳の豊かな可能性を引き出すためにはあまり役に立たないのではないか。それが私の疑念です。

では、大事なのはなんでしょうか。

大切なものは、私たちの日々の生活の中にあります。

日常の中に、私たちの脳が驚くほど円滑に働き始める瞬間があります。注意を払ってみると、思考回路が驚くほどスムーズに動き出し、私たちの意識がひときわ輝き出す瞬間があるのです。

その一つが、本書の中心のテーマとして私が取り上げようとしている、飲酒中の脳の状態です。

しらふの状態からほろ酔いを経過し、さらに深い酔いへと移行していくプロセスの中で、非常に高められた意識状態が生じることがあります。

この高められた意識状態においては、次々とひらめきや新しい着想が訪れることもまれではありません。

酒を飲めば必ずそうした状態が起こるというわけではありません。

しかし、いくつかの条件が整えられたとき、その高められた意識状態は非常に起こりやすくなります。

私は、そうした高められた意識状態を、『ステイタスブレイン』と呼ぶことにしました。

「ステイタス」という言葉から、ある高いステイタス（地位）を有した人間にだけ訪れる特別な意識状態のように受け取られるかもしれませんが、私が意図しているのは、そうしたものではありません。

この新しい語の定義についてはのちに（第三章第一節）検討しますが、今は、こうした意識の輝ける状態は、特別な、選ばれた人間にのみ存在するものではないとだけご承知おきください。

残念なことに、その状態については、一般に認知されていません。それは、多くの人にとって決して無縁の状態ではなく、しばしば経験している人が多いはずであるにもかかわらず、今まできちんと意識されることがほとんどありませんでした。

これまでまともに検討されたこともありません。

そこでまず第一章では、なぜ私がステイタスブレインに着目するに至ったか、その経緯をお話しします。

第二章では、実際に飲酒しながら対談を行い、どのようにステイタスブレインが立ち現れてくるか検証します。

第三章では、対談中に計測したデータを踏まえて、どんな条件がステイタスブレインをもたらし、また、なぜ意識がそのように輝き出すのか考察します。

こうした過程を通じて、多くのみなさんに新しい脳の使い方、よりよい脳の生かし方を示すことができればと考えています。

これから書く内容は、思考が輝きはじめる状態、いわば、脳のダイヤモンドリングを探す冒険の旅ともなるはずです。

平成二十三年六月三十日

目次

Chapter 3

装幀／中川英祐（トリプルライン）
構成／五十畑茂（オフ編集企画）
編集／伊藤亮
制作協力／株式会社インテグレート

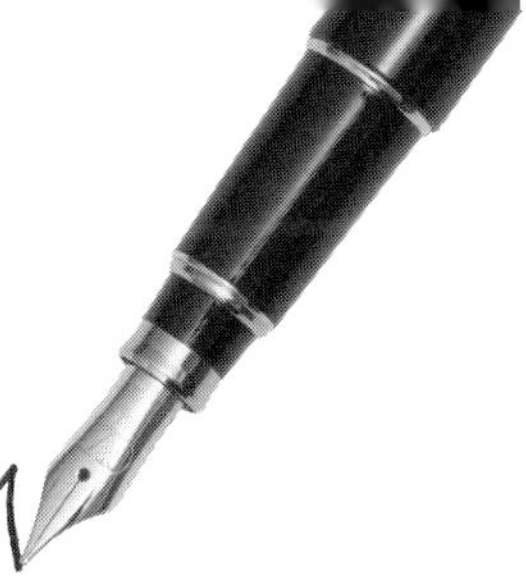

Chapter 1

第一章
ステイタスブレインとは何か

第一節　発達脳科学の現場から

『ミクロの決死圏』へ

脳科学者というと、みなさんはどんなイメージを持たれるでしょうか。

多くのかたは、脳の神経細胞の働きを薬理的に解明しようとする大脳生理学者や、コンピュータを駆使し、脳の活動を再現しようとする脳工学者などを思い浮かべるかもしれません。

ただし、脳の探究に関わる科学者はそればかりではありません。

私が専門としている発達脳科学は、大脳生理学や脳工学とは異なったアプローチで、脳の研究を行っています。

発達脳科学とは、どんな分野でしょうか。

発達の過程にある脳に、病気が生じることがあります。

私は脳神経外科医として手術を行い、病巣を切除するなど、さまざまな治療を実際に行っています。

その傍ら、どのように脳の病気が生じたか、その疾病の予防のために何が必要か等々も研究します。

対象となるのは乳幼児ばかりではありません。母親の胎内に存在する小さな生命も含みます。胎児の、いまだ神経回路さえじゅうぶんにできていない段階も研究対象となります。

私たちもまた、大脳生理学や大脳解剖学などの知見を踏まえて治療を行いますが、このように治療の場を持ちながら、同時に脳の働きを研究する私たちの学問は、一般に流布している脳科学のイメージで語ることができません。

大脳生理学者や脳工学者が見ている世界とは、私たちはずいぶん違う世界を見ています。

私が行っている水頭症の手術では、開頭手術を行うわけではありません。

ですから、手術台の上で、頭部を切り開き、シワの寄った大脳皮質をじかにのぞきこむようなこともないのです。

『ミクロの決死圏』という映画をご存じでしょうか。

一九六六年制作のアメリカ映画ですが、脳内出血を起こした亡命科学者を助けるため、最新技術によって縮小された医療チームが、死に瀕した科学者の脳内に送り込まれ、その命を救おうとする物語です。

水頭症の手術を行うとき、目の前に広がる光景は、この『ミクロの決死圏』に近いといった人がいました。

私自身、初めてこの手術を行ったときには、非常に神秘的なものを感じたものです。

手術においては、脳神経内視鏡という器具を脳内に挿入します。

私たちは、この神経内視鏡の先端のレンズを通して、非常に高画質の映像で脳内の様子を見ることになります。

神経内視鏡が差し入れられる部位によって見える風景は違っていますが、手術の際に内視鏡が挿入されることが多い「脳室（脳の空所）」という部位は、通常、ほんのり桜色で染められた洞窟のように見えます。

周囲の様子を観察しながら、私たちは洞窟を奥へと進むことになります。

それは、文字通り、『ミクロの決死圏』の世界といってよいかもしれません。

病巣部分まで達すると、脳の実質に傷を付けることなく、患者さんの症状に応じた治療を行います。

その一方で、私たち発達脳科学者は、ラットなどの実験動物を使って、発生学的な研究も行います。

臨床での知見と、発生学的、及び発達学的研究が一体となった私たちの脳科学は、一般の脳科学とは違った多くの視点を持つことになります。

たとえば、知能の指標の一つとして、みなさんもご存じの、ＩＱ（知能指数）という数値があります。

このＩＱは大きく分けると、二つに分類されます。動作性を指し示すＩＱと、言語性を指し示すＩＱです。

水頭症に罹患した子供たちは、動作性ＩＱが明らかに低下してしまうことが多いのですが、その一方、高い言語性ＩＱを示すことがあります。

言語性ＩＱが一三〇を超えるスーパーハイＩＱの子供たちが、全患者の四％も存在するのです。

健常者の場合、ＩＱが一三〇を超える比率は二％に過ぎません。

ですから、水頭症患者の値は、二倍の数値です。

●神経内視鏡（Oi Handy pro™：ドイツ・カールストルツ社製）による脳内の所見

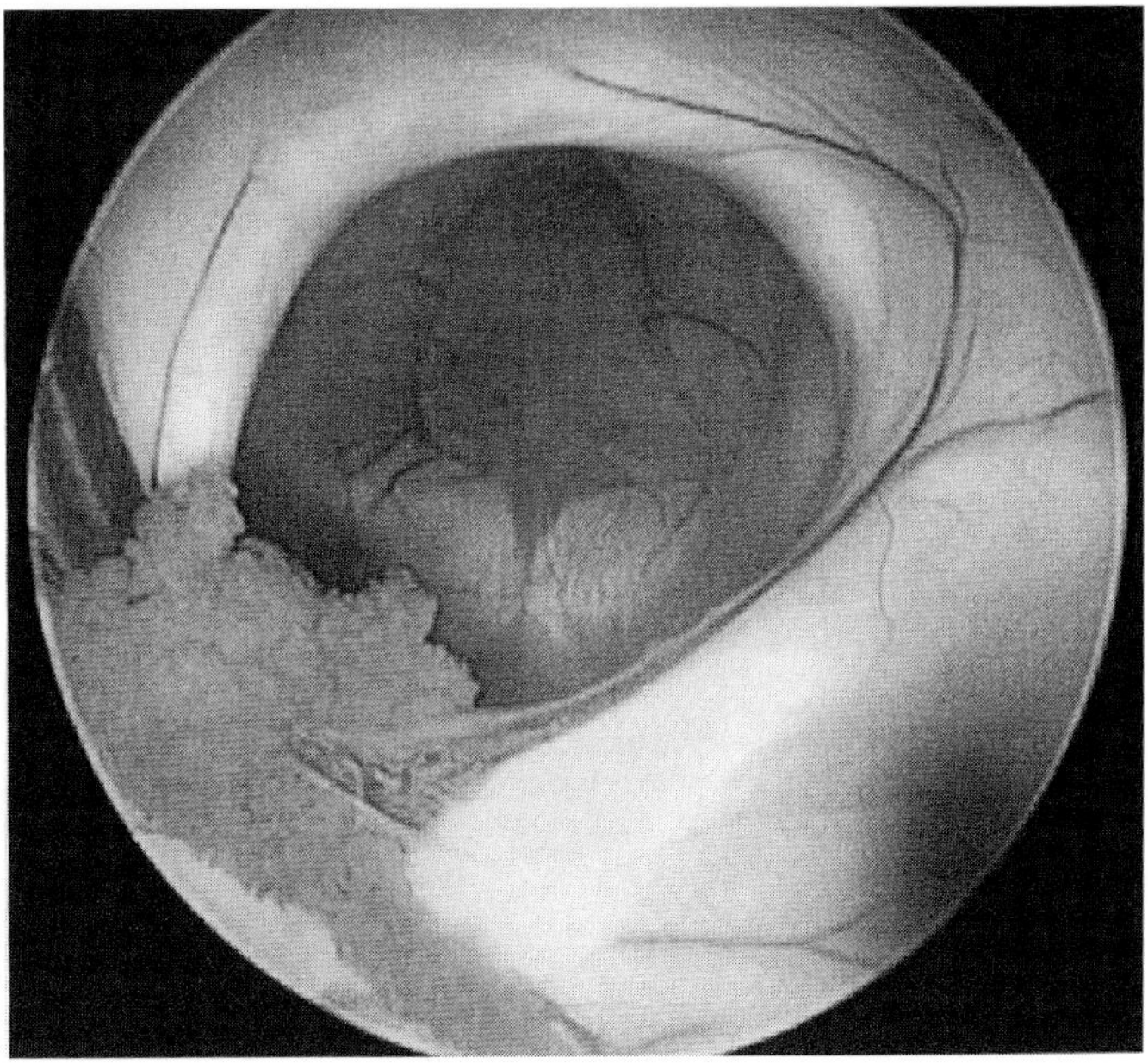

大井静雄『神経内視鏡手術アトラステキスト』（メジカルビュー社）より

私が手術を施行してきた事例では、言語性ＩＱがなんと二〇〇を超える水頭症のお子さんがいました。

水頭症の患者さんの中に、なぜ高知能の子供たちが頻繁に現れてくるか、いまだわかっていません。

こうした意味で、水頭症という病気は、脳の知られざる可能性を示す病気の一つでもあるのです。

私が専門としている発達脳科学では、その名の示す通り、子供の脳がどのように発達していくかを研究します。

小さな子供たちの脳の発育に、どのような条件が関与して影響を与え、その結果として脳がいかに発達していくか。それを調べていると、当然ながら、大人の脳の働きについても考えなければならなくなります。

知能指数の例でいえば、一般のお子さんにおいても、動作性ＩＱでは、一歳くらいの子供が、一歳半の子供のやれることができるようになるケースがあり、これがＩＱ一五〇くらいの数値に該当します。しかし、動作性ＩＱがそれ以上の値を示すことは滅多《めった》にありません。

一方、言語性ＩＱの場合は様相が違います。健常な子の場合も、ときにＩＱ二〇〇を示す子供も見受けられるのです。

この違いをもたらすものは何でしょうか。

妊娠初期から出産をへて、一歳、二歳、三歳と時を経ていくうちに、子供たちの脳はダイナミックに変わっていきます。まさに爆発的な成長を遂げます。

この場合、出産後ばかりではなく、それ以前の、子供が胎内にいる時期も考慮に入れます。

こうした成長期に、感覚系から入ってくる情報（親が子供に語りかける言葉や聞かせる音楽など、胎児の耳に届く音も含む）が多ければ多いほど、言語性ＩＱは発達すると考えられています。

このことから、親が子供にたくさん感覚系の情報を聞かせれば聞かせるほど、言語性ＩＱが高くなり、それに関連する子供の能力も大きく伸びる可能性が出てきます。

こうした知能指数の事例は、本書で直接扱うテーマとはなりませんが、バイリンガルがどんな条件下で可能となるかという課題にも示唆を与えてくれるものです。

子供の脳について、一つ新たなことがわかると、では大人の脳ではどうなのかという疑問を呼び起こします。

今の例でいえば、感覚系の情報は大人の脳にいかなる影響を与えるか考える必要が出てきます。バイリンガルは何歳まで可能かという課題ともつながります。

子供の脳を考えることで、私はいつも大人の脳の考察へと誘われます。

成長期にある子供たちの脳と、成熟期、あるいは、衰退期に入った大人の脳を同列に論じることはできませんが、子供たちの脳が、多様な環境の影響を受けて育っていくように、成長期を過ぎたのちも、脳の働きはさまざまな条件によって左右されます。

その人の置かれている生活空間や人間関係などの外的な条件も関係します。のみならず、感情や記憶、その日の気分、個人の考え方に内包されている癖や性向等々の内的な条件も、思考に深く作用を及ぼします。

脳の働きはいつも一定ではない

しかも、ここで重要な点は、脳の働きはいつも一定ではないということです。

「今日はよく頭が働いているな」と思うときもあれば、「どうも調子が悪い」と感じるときもあります。また、一日のうちでも、脳がよく働く時間帯と、そうでもない時間帯というものがあります。

いいかえれば、同じひとりの人間に、「頭が冴えているとき」と「頭が冴えていないとき」が存在します。

ときには、自分でもびっくりするくらい思考回路が円滑に動き出すことがあるものです。

次々とひらめきや新たな着想がわいてくるような、輝ける時間帯が訪れることがあります。長時間続かないものの、少なくともある一定の時間、脳のいい状態が継続する場合があります。

この本で検討しようとしているステイタスブレインという脳の状態も、そうした状態の一つです。

ただし、本書の主題となるステイタスブレインについてお話しする前に、ぜひふれておかなければならない事柄があります。

というのも、私は最初から、ステイタスブレインという脳の状態に着目していたわけではなかったからです。

昔から私は、どのような条件下で思考回路がより円滑に働き出すかに関心があり、個人的にもさまざまなアプローチを試してきました。

子供と大人の脳について考察しながら、その傍ら、脳の活性化の実践的な方法論も試行錯誤してきたのです。

たとえば、私は論文の執筆を中断するとき、論旨の区切りのいいところで終わらせないようにしています。

区切りのよいところで終わらせてしまうと、そこで、いったんテンションが下がってしまうものです。

しかも、休憩後に、あるいは後日に、仕事を繰り越すことによって、間が空けば空くほど、仕事を再開するためのレベルを取り戻すのに脳に負担をかけてしまいます。

そうなると、次に書き出すとき、気持ちを再度奮い立たせなければなりません。

しかも新たな論点から書き起こすとなれば、よりテンションを高める必要があるわけです。

そのように再スタートのためのウォーミングアップに手間がかかるとわかっていると、仕事に取りかかることへ億劫《おっくう》さを感じがちです。それが結果として、仕事の進行を遅らせる悪循環につながります。

一方、仕事を区切りのよいところで終わらせずに、一行でも次のフレーズを書き留めておくと、次に取りかかったときは、その続きを書けばよいわけですから、そうしたウォーミングアップのために無駄な時間を費やす必要がありません。

おかげでスムーズに仕事に取りかかることができるのです。

これは、論文執筆に限らず、ほかの多くの仕事にも適用できる一つのコツではないでしょうか。

研究を続けながら、私はこのように実践的な、いわば、脳活性の工夫というべきものを常に模索し続けてきました。

そんな私が数年前からとくに関心を持っていた事柄がありました。

私が着目していたのは、一日じゅう働き続ける勤勉な脳の活動期間のうちの、極めて限られた時間帯です。

具体的にいえば、朝、脳が完全に目覚める直前の時間です。

私たちは毎朝、昏睡状態からまどろみの状態を通過し、完全な覚醒へと至ります。

この意識状態の移行期には、昏睡でもなく、覚醒でもなく、あいまいな半覚醒の時間帯があります。

私は自分自身の経験から、この半覚醒の時間帯に、アイデアやひらめきが生まれやすいという実感を持っていました。

この半覚醒時の脳の状態というものは、脳の力を引き出すうえでも非常に貴重なものとして捉えなおすことができるのではないかと考えたのです。

じつは、この半覚醒時の脳の状態について検討している最中に、ステイタスブレインという新しい着想が生まれました。

ステイタスブレインについて理解していただくためには、その前段階の私のアプローチを知っていただくことが前提となります。

半覚醒時の脳の状態と、ステイタスブレインと、この二つの状態を比較、検討することで、それぞれの状態をよりよく理解していただけるでしょう。

それに、この朝の半覚醒時の脳の状態自体、うまく利用すれば脳の活用法としても大変役立つものです。ステイタスブレインと並んで、多くの人が有効に利用できるものだといっていいでしょう。

そこで、まずは半覚醒時の脳の状態についての検討から始めたいと考えています。

きっかけは兄との会話

ずいぶん昔、もう三十年くらいも前から、私は朝の半覚醒時のひとときを自分にとって貴重な時間として捉えてきました。

その当時から、朝のまどろみの中で、ひらめきや新しい発想を得ることがたびたびあったのです。

そのうち私はベッドサイドにメモを置いて眠るようになりました。

寝ているとも目覚めているともつかぬこの時間帯に思いついたさまざまな事柄を、起きぬけにただちに書きとめておくためです。

こうして得られた貴重な着想というものは、夢と似ているところがあって、すぐにメモしておかないと忘れてしまいます。

朝のメモは、こうして私の中ですっかり習慣として根付いていました。

ただ、長年の間、習慣としてきたにもかかわらず、いや、馴染んだ習慣の一つとして固定化してしまっていたからこそ、それを新しい脳の活用法として意識し、改めて検討の対象とすることはありませんでした。

きっかけは、兄と話をしたことでした。

私の兄である大井美行も脳外科の専門医ですが、その兄と、何年か前に話をする機会がありました。その折、たまたまこの朝の半覚醒時の意識状態のことが話題に上ったのです。

面白いことに、兄もまた、私と同じような経験をしていました。

朝の半覚醒時には、ひらめきやアイデアが生まれやすいという全く同様の見解を持っていたのです。

それどころか、私自身よりも意識的に、この半覚醒時の状態を理論化しようとしていました。

しかも、そのとき兄は、こんなことをいいそえました。

「確か、それについて学生時代に何かで読んだんだよ。朝のまどろみの中で、ひらめきの種子が蒔《ま》かれると。昔のことだから、そんな言い草だったかどうか、確かなところはわからないがね」

たとえかなり昔のものであっても、文献に載っているとなれば、その朝の時間帯の価値を認めているのは、私たち兄弟ばかりではないということになるでしょう。

私たちと同じようなことを考えている人がいた。文章として書き残している人がいた。そのことは、私自身の素直な実感を補強するものでもありました。

その場で私は兄に、いったいどんな文献にその話題が載っていたか問いただしました。医学論文なのか、一般の科学書か、あるいは、全く別ジャンルの小説のたぐいか。

兄も頭をひねって考えてくれましたが、いずれにせよ兄の学生時代の話なのですから、もう何十年も前の話です。

私たちはその文献を思い出すことができませんでした。

結局、その文献を探し出す手がかりとなるようなヒントさえも探り当てることはできなかったのです。

しかし、私はそれで落胆することはありませんでした。

いや、かえってそれが刺激となったのでしょう、この朝の半覚醒時の意識状態についての興味が改めてわいてきたのです。

その兄との会話以来、私は毎朝、まどろんでいるときの自分の状態に、以前よりも意識的に注意を向けるようになりました。

私たちは、この意識状態を、『スーパーコンシャスネス（超意識状態）』と呼ぶことにしました（この本では、スーパーコンシャスネスという用語は使わず、『高められた意識状態』、もしくは『超意識状態』という用語を使用します）。

毎朝の半覚醒時に必ず脳の働きがよくなるとは決まっていませんが、それは、かなり頻繁に起こる現象といっていいでしょう。

では、どのような条件が整えば、この時間帯に、超意識状態がもたらされやすくなるか、そうした検討も行うようになりました。

自分自身の経験からいえば、この高められた意識状態は長くても三十分、最長でも一時間とは続かないでしょう。短い場合には、ほんの数分、それどころかほんの数秒のものかもしれません。

兄は、この超意識状態をごくごく短時間の偶発的な出来事として考えていました。

つまり、兄の場合、朝のまどろみの中で何らかの着想を思いついた一瞬だけを切り取り、ひらめきの瞬間として理解しているのでしょう。

一方、私は、もう少し時間の幅を取りたいと考えました。

半覚醒時に頭にパッと何かがひらめくことがあったとき、その後には、そのひらめいたテーマをさらに展開したり、批判・検討したりする思考過程が続くはずです。

そうした思考の展開部分も含め、脳の働きの活性化が継続して続く場合、それを一つのまとまりとして捉えようということです。

同じ一人の人間においても、朝の半覚醒時の脳の状態は日々変化します。

前日の就寝時刻や睡眠時間の長短、前日の疲労度、睡眠の質などの多くの要因の影響を受け、翌朝のまどろみの性質が変わってきます。

では、具体的には、その朝の半覚醒の時間帯において、どんな条件が脳をよりよく活動させてくれるのでしょうか。

どんな条件が有利か

二〇一〇年に入ってから、私は、半覚醒時の超意識状態について、より深く考察するために、ある実験を始めました。

自分自身を実験材料として、朝のまどろみがもたらしてくれる超意識状態をより精密に観察しようというのです。

このため、それまでとくに規格化されていなかった朝のメモの書式を整えました（32ページ）。メモに書き込む要素として、次のような項目を考えました。

①超意識状態（スーパーコンシャスネス）が開始された時刻、及び終了した時刻
②睡眠と目覚めのパターン
③超意識状態のパターン
④思索対象となったテーマ
⑤前日の仕事の達成度
⑥入眠前の精神状態
⑦睡眠時間、睡眠の質
⑧寝る前の「笑い」の有無
⑨寝酒の有無、アルコールの種別、飲酒量

このうち、いくつかの項目について補足しておきましょう。

②と③では、睡眠と目覚めのパターン、及び超意識状態のパターンの、それぞれの

●朝のメモの書式

"Super-Consciousness"2011

2011年　月　日(　)___:___~___:___AM

Sleep & Awakening Pattern ____________________

S-C Pattern

____

Periodic Title :①________ ②________ ③________

Last Day BAL index: Level [I II III IV V] (__points) [________]

Last Night Consolation: (___points) Sleep (____hrs.) Excellent/ Good/ Fair/ Poor/

□with / □without "SMILE" before sleep: [________]

□with / □without "alc" before sleep: (* 1 unit = single shot)

[Pre-Med(　　)x_, Beer(　　)x_, Whisky(　　)x_, Wine(　　)x_, Sake(　　)x_,

Single Malt(　　)X_, Post-Med(　　)x_ / Others (　　)x_, (　　)x_　　]

変化を、波形状に図示します。

ことに超意識状態の場合、こうして図示することによって、その頻度やひらめきの訪れ方をより明確にイメージ化できるのではないかと考えました。

⑧について。私は昔から落語が好きで、寝る前に、落語のCDなどを聴くことが一つの習慣になっています。

外科手術は強い緊張を伴います。しかし、常に緊張し続けていたら、心も身体ももちません。そこで私は、就寝前に落語を聴き、心身の緊張を解き、疲れを少しでも癒そうとしているのです。

いや、単純に、昔から落語やジョークが好きだからという理由もあるわけですが。

これらを記録することによって、どのような要素が超意識状態をもたらすか、それを考える資料の一つとしようと試みました。

実際に、私が書き留めたメモを見てみましょう。

35ページにあるのが二〇一〇年九月二十五日のメモです。

前日の私の仕事の達成度は満点を付けています。研究し、取材を受け、診療も行い、さらに論文の執筆もしています。

入眠時の精神状態も満点。

寝る前に短い時間の読書。落語も、アルコールも、この日はなしでした。

睡眠時間は六時間。睡眠の質も極めて良質。

半覚醒時の高められた意識状態は、突然訪れ、ピークを作っています。

時間でいえば、午前五時五十五分開始、六時五分終了。

このとき、私が考えているのは、「感性スケール」についてでした。

以前から私は、脳機能が円滑に機能する上で感性の果たす役割が非常に重要だと考えていました。

感性については、さまざまな定義付けが存在するでしょうが、ここでは、視覚・味覚・聴覚・嗅覚・触覚といった五感による感覚的情報の受け止めかたと定義しておきます。

感性スケールとは、とりあえず、私自身が、この主観的な感覚的情報の受け入れかたを、なんとか数量化したいと考えた結果の総合評価法と考えておいてください。

「感性は磨くものだが、置かれた環境で容易に変わる、又、変えられる」

と、私はメモしています。

●2010年9月25日のメモ

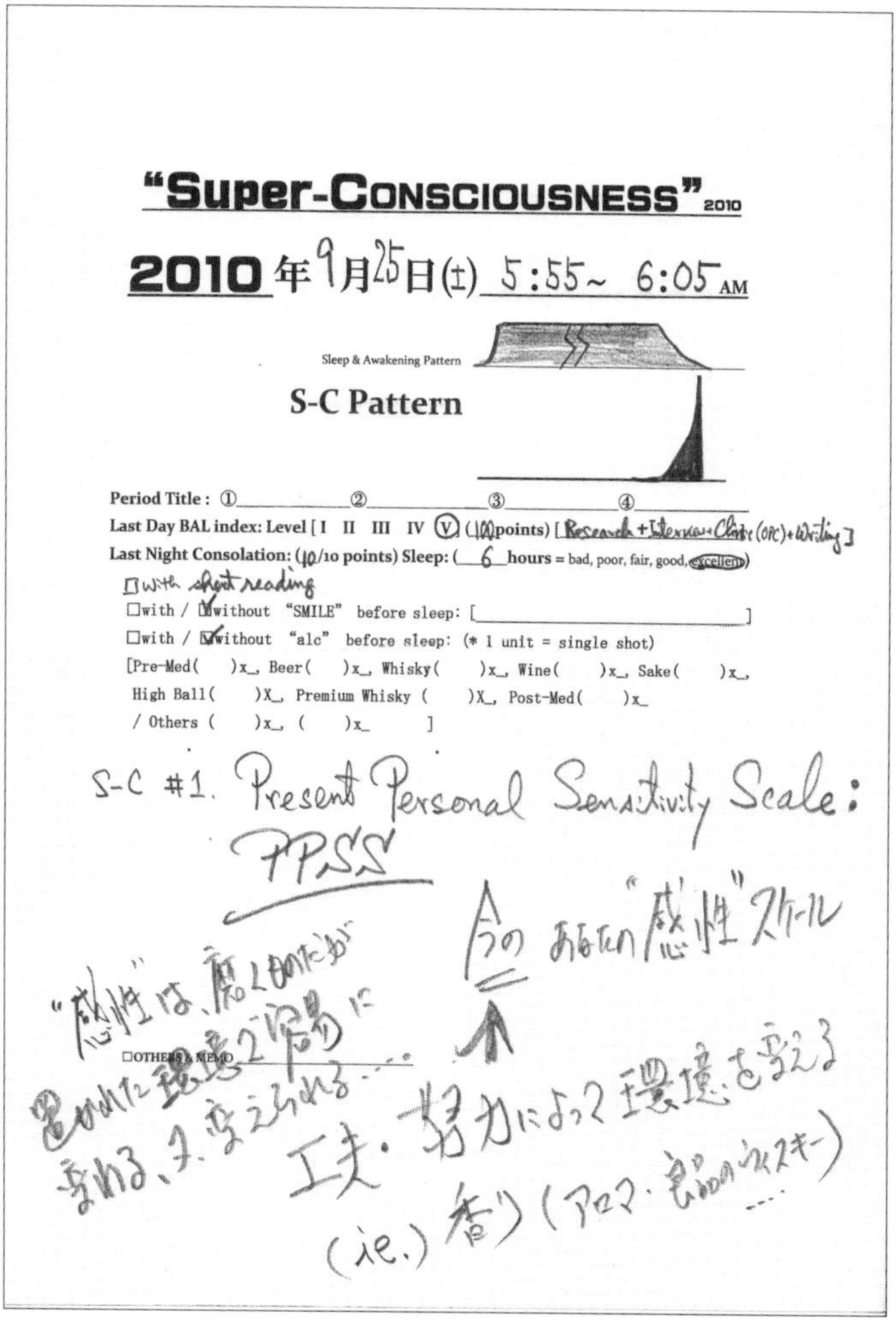

"Super-Consciousness" 2010

2010 年 9 月 25 日 (土) 5:55～ 6:05 AM

Sleep & Awakening Pattern

S-C Pattern

Period Title : ①＿＿＿＿ ②＿＿＿＿ ③＿＿＿＿ ④＿＿＿＿

Last Day BAL index: Level [I II III IV (V) (100 points) [Research + Interview + Clinic (OPC) + Writing]

Last Night Consolation: (10/10 points) Sleep: (6 hours = bad, poor, fair, good, (excellent))

☐with short reading

☐with / ☑without "SMILE" before sleep: [＿＿＿＿]

☐with / ☑without "alc" before sleep: (* 1 unit = single shot)

[Pre-Med( )x_, Beer( )x_, Whisky( )x_, Wine( )x_, Sake( )x_,

High Ball( )X_, Premium Whisky ( )X_, Post-Med( )x_

/ Others ( )x_, ( )x_]

S-C #1. Present Personal Sensitivity Scale: PPSS

今の あなたの "感性" スケール

"感性" は、[illegible]だが 置かれた環境で容易に 変わる、又、変えられる……

☐OTHERS & MEMO

工夫・努力によって環境を変える

(ie.) 香り (アロマ・高級のウィスキー ……)

加えて、感性を変える要素として、香りが重要であることもメモしています。感性と香りの関係は、第三章のステイタスブレインの本格的な論考において詳しく取り上げるつもりですが、思考にとって重要な要素である感性を測る指標として考えたものが、感性スケールです。

そして、この感性スケールの略称を、PPSS(Present Personal Sensitivity Scale)としています。

この日の朝は、感性スケールを開発することに集中的に思考していますが、日によっては、もっとバラバラと主題がバラけて、脈絡なく思いつきが訪れることも少なくありません。

こうして一年以上記録を取り続けているわけですが、何十枚と記録が溜まったにしても、これはあくまで一個人の体験記録ですから、そこから、この現象に関する科学的な結論めいたものを引きだすわけにはいかないでしょう。

ただ、そのようにして改めて自分の体験を対象化し、半覚醒時の高められた意識状態を書き留めていくと、そのメモから、さまざまな事柄が推察されるようになります。

以下の推察については、この実験を通して私自身が感じ取った経験則として読んでください。

意識状態をイメージ化した波形をあらためて観察してみますと、ひらめきやアイデアが生まれる瞬間があって、そこが波形のピークとなっています。二〇一〇年九月二十五日の朝の場合なら、ピークは一つでした。

調子がよいと、そのピークが、二つ三つ連続して現れることもあります。場合によっては、ある程度、時間をおいてピークが訪れることもあります。

また、超意識状態の持続する時間は、多くは十～十五分程度。最長でも四十分というところでした。

寝る前にアルコールを摂取するときは、気をつけた方がよいかもしれません。

寝る前に落語などを聴いてリラックスすることは快適な朝の目覚めのためにもよさそうではありますが、それが朝の脳の状態に大きく影響を与えているかどうか。

この点については、この一年ほどの観察からは、はっきりとした方向性を見出すことができませんでした。

それでは、いったいどんな条件が超意識状態を引き出すのに役立っているのでしょうか。

以前から重要視していた点でもありますが、部屋の暗さというのはかなり重要な要素です。

私は、寝室のカーテンを厳重に閉じ、朝になっても光が入りこまないように注意しています。

メモするときも、ベッドサイドの明るい照明を決して点けません。ほの暗い中で、メモを取ります。朝日や、強い光源の光による刺激によって、頭が完全に覚醒モードに入ってしまうことを避けるためです。

頭が覚醒してしまうと、集中して思考することが難しくなります。

いいかえれば、朝の生活モードに頭が切り替わってしまえば、もはや、ひらめきやアイデアが天から降ってくることはなくなってしまうといってもいいでしょう。

これは、こうして朝の半覚醒時に長年にわたりメモを取り続けてきた私の偽らざる実感です。

私は仕事の関係で海外に出かけることが頻繁にありますが、移動のフライト中の機内は、私にとって仕事が最も進みやすい場所となっています。

なぜ飛行機の機内では仕事が捗《はかど》るのか、これも、いまの遮光の問題と関連がありそうです。

飛行機の場合、機内がもともと密閉されているわけですし、その密閉された空間の中で、乗客は狭苦しく、ほの暗い座席に押し込められています。おそらくこの密閉された感覚や、周囲のほの暗さが思考の集中に役立つのでしょう。

こうした意味で、朝になっても寝室の暗さをできるだけ保持しようとすることも、密室性を高めることにより、思考の集中化を助けていると考えることができるでしょう。

音については、私の場合、部屋は無音ではありません。

ラジオのＦＭ放送でクラシック音楽を静かな音量で流しています。

音楽もまた思考を促す要素であると考えられますが、音楽の実践的な効用については、のちに（第三章第一節）改めてふれます。

もちろん、こうした目覚めの時間帯に、テレビのスイッチを入れてしまうことは論外です。

寝室にテレビのあるご家庭の場合、テレビのスイッチを入れた瞬間、テレビ画面から多量の視覚情報、聴覚情報が流れ出します。

多量の情報に接しながら物をまともに考えるというのはほとんど不可能といってよいでしょう。

よい朝がよい一日を作る

私は、朝の半覚醒時の超意識状態を、ぜひ、できるだけ多くのみなさんに利用して欲しいと考えています。

というのも、これは、非常に応用範囲の広い意識現象だと考えられるからです。

まず一つには、朝のまどろみの中で、さまざまなひらめきやアイデアが思いつくようになれば、それを仕事などに生かすことができます。

その際、そんなぼんやりと〝目覚め〟を迎えるとき、まず意識に浮かび上がってくる事柄は、第一に、その人にとっての最大の関心事であるはずです。

それは、必ずしも自分の仕事に直結した事柄ではないかもしれません。いずれにしても、当人にとって重要度の高いものです。

たとえば、それは、その日にやっておくべき用向きの一つかもしれません。あるいは、家族や仕事の同僚、友人などにかけてあげるべき言葉であるかもしれません。いってみれば、朝の高められた意識状態は、仕事のうえでのアイデアを生むためだけではなく、もっと広い意味で、社会生活全般に応用できるものであるはずです。

加えて、この朝の半覚醒の時間帯を意識的に活用するなら、より実践的な効用も期待できるでしょう。

毎朝の半覚醒の時間帯に、決まって素晴らしいひらめきやアイデアが生まれるわけではありませんが、そうであっても、朝の目覚めの直前に、このようにして脳を賦活する時間を持つことは、精神的な意味でも、非常にいい影響を及ぼします。

この朝の時間帯に、その日一日の予定を考え、その日の行動をシミュレーションすることを心がけてみましょう。

とくに忙しい方ほど、こうした作業をすることをお勧めします。

その際には、その日にいくつも抱えている予定を段取りよくこなしていく自分の姿をイメージしてみるのです。

そうやって朝をスタートさせることが、より充実した一日を過ごすために大いに役立つはずです。短い時間でかまいません。毎朝、こうした時間を作ろうとしてみてください。それは脳を活気付けるだけではなく、あなたの一日を活気付けます。
よい朝がよい一日を作るのです。

第二節　まどろみからほろ酔いへ

なぜひらめきやアイデアが生まれるか

ここで改めて問いかけてみましょう。

なぜ朝の半覚醒の時間帯に、ひらめきやアイデアが生まれやすいのでしょうか。

まず、それを考えるためには、脳と睡眠との関連についてふれておく必要があります。

古来、思考が活性化する場所として、「三上《さんじょう》」ということがしばしばいわれてきました。いわゆる馬上、枕上、厠上の三つです。

この三上のうち、枕上が、寝ているとき頭がよく働くことを指し示しているわけですが、私が着目した半覚醒時の超意識状態も、その枕上の効用の一部ということもできるかもしれません。

枕上において何か一つのいいアイデアが生まれるというような思考の場合、そこには、おそらく夢の効用なども含まれているでしょう。

夢もまた、脳の特徴的な活動の表れであり、夢の役割についても、さまざまな見方が提出されています。

みなさんもご存じのように、眠りには二種類あります。

それが、レム睡眠と、ノンレム睡眠です。レム睡眠のレムとは、Rapid Eye Movement（急速眼球運動）の頭文字を取ったもので、脳は起きているが、身体は眠っている眠りです。これに対して、ノンレム睡眠は、急速眼球運動を伴わない、脳が休息状態に入っている眠りです。

このうち、レム睡眠中には、脳はさかんに活動し、記憶の整理や固定、記憶を引き出すための索引作りなどの作業が行われています。

つまり、目覚めているときに外界から受け取った情報や自分で考えた事柄等々の膨大なデータを整理しているのです。同時に、大事なデータをいつでも取り出せるような情報の整理が眠っている間に行われています。

半覚醒時の脳においては、睡眠中に整理された多くのデータがうまく組み合わされることで、ひらめきが生まれてくるといえるかもしれません。

第二にふれたいのは、脳波についてです。

昏睡から、半覚醒の状態を経過し、覚醒に至るまでに、脳の状態もしだいに変化します。段階に応じ、脳から出る脳波も違ってきます。

わかりやすくするために、私たちが寝入る場合の脳波について、段階を追って説明してみましょう。

目覚めているときには、私たちの脳からは、ベータ波と呼ばれる十三〜三十ヘルツの振幅の小さな脳波が出ています。

目を閉じて安静にすると、八〜十二ヘルツの、振幅の大きな脳波になります。これが、リラクゼーションの指標としてもよく知られる、アルファ波です。

ついで、少しまどろんで半覚醒半睡眠の状態になると、アルファ波に比べると振幅の小さな、シータ波が出ます。

この後、浅い睡眠になると、脳波の基線がゆらぐようになり、「睡眠紡錘波」と呼ばれる十四ヘルツ前後で、振幅のやや大きい波がときどき現れます。

さらに深い睡眠になると、三ヘルツ以下で、振幅の大きいデルタ波が現れます。

目覚めるときには、この逆の順序で脳波が出てくることになります。

●覚醒と睡眠時の脳波のパターン

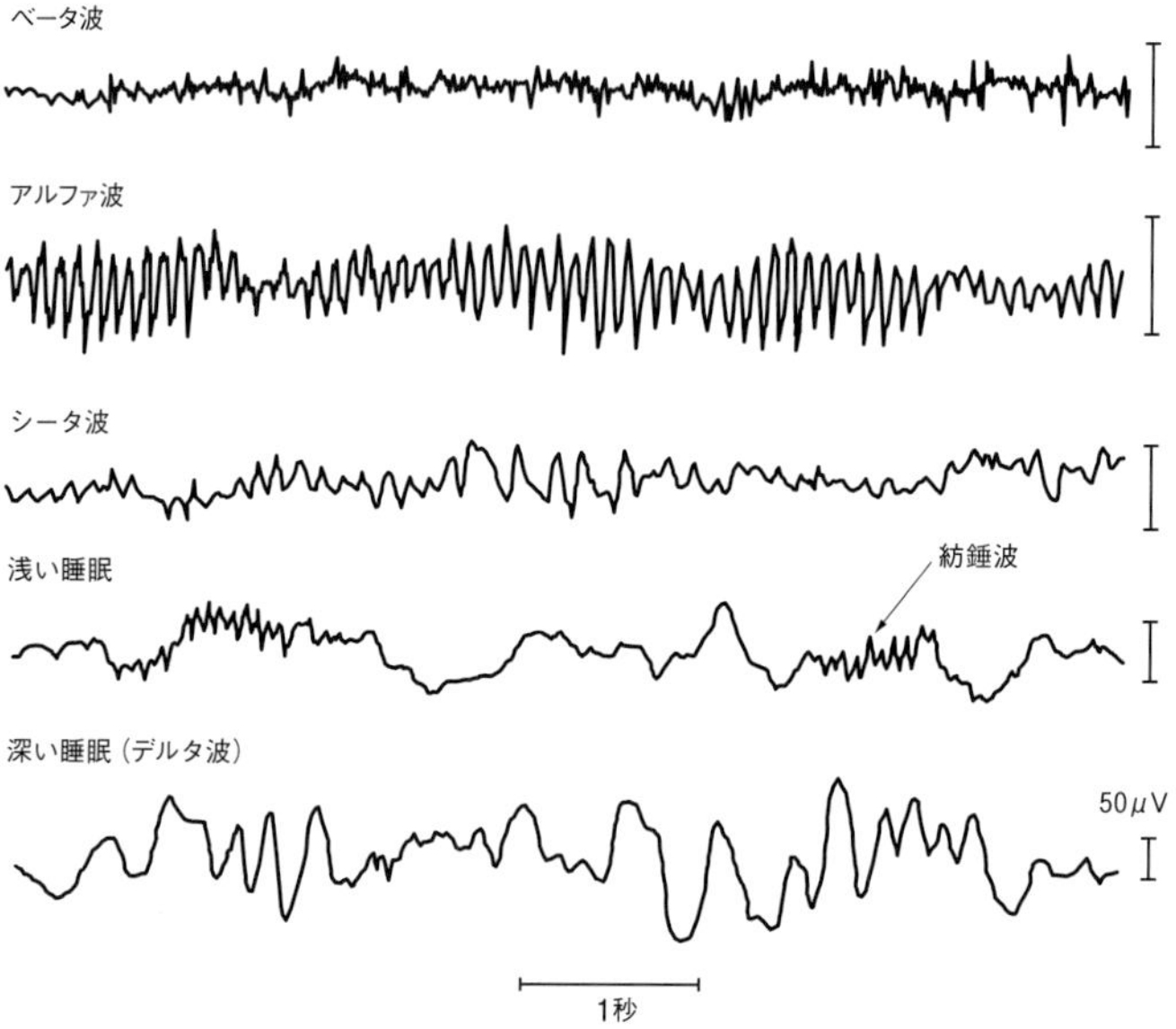

Penfield,W., & Jasper,H.H. 1954 Epilepsy and the functional anatomy of the human brain. Little Brown. より

半覚醒状態では、シータ波が出ていることになりますが、一説には、シータ波というのは、アルファ波よりもさらに脳のリラックスの度合いが深まっていることを示すものとされています。

また、この波形が出ているときは、記憶力や発想力が高まるといわれることもあります。

こうした意味では、半覚醒時には、脳がよりリラックスしている状態にあるからこそ、新たな発想も生まれやすいと考えることができるでしょう。

しかし、なにより私が重要視したいのは、半覚醒時の脳の状態です。この時間帯には、脳自体、完全に目覚めているわけではありません。

ここで脳の構造に簡単にふれておきます。

脳は、三層からなっています。

第一層の、脳の最も内側にあるのが、脳幹部です。脳幹部は、呼吸や消化等の基本的な生命維持機能を司っています。

脳幹の上部に取り巻くように存在しているのが、第二層の大脳辺縁系です。大脳辺縁系は、本能的行動やさまざまな感情を司っています。また、記憶とも深い関連があります。

さらにその上に位置する第三層が、大脳新皮質です。大脳新皮質が、いわゆる人間固有の、知性的な、あるいは創造的な頭脳活動を司っています。

半覚醒時には、最も人間的な部位である大脳新皮質が完全に目覚めているわけではありません。

そうした意味で、覚醒した意識の、いいかえれば、大脳新皮質の統御を受けずに、大脳辺縁系が覚醒時よりも自由に活動していると考えられます。

とりわけ着目したいのは大脳辺縁系にある海馬の働きです。海馬は、ご存じのように、入ってきた情報の整理や記憶を司っています。

半覚醒時には、まだふとんにくるまっている段階ですから、外界から入ってくる情報が多くありません。その分、海馬においても、新たに入ってくる情報の整理に力が分散されずに、さまざまな記憶を引き出し、参照する働きのほうがスムーズに行われることになるでしょう。

しかも、覚醒した意識の支配をじゅうぶんに受けていない状態であるが故に、意識は自然と、当人の最大の関心事であった対象に向かう傾向が強いと考えられます。

そして、その最大の関心事について、海馬を通じてさまざまな記憶や情報が引き出され、それらが参照された結果として、ひらめきやアイデアが生まれてくるのではないでしょうか。

私はこのようなことを考えていたときに、もしもこうした仮説が成り立つなら、朝の半覚醒時の意識状態と似たような現象は、日常生活の中に、まだ、ほかにもあるかもしれないと思いました。

そう考えているときに思い至ったのが、酒を飲んでいるときの脳の状態でした。

まどろみからほろ酔いへ

超覚醒状態をもたらす半覚醒時の脳の状態と、飲酒中の脳の状態には、かなり似通っているところがあります。

飲酒の最中も、私たちの意識の状態は、段階を踏んで変化します。

酒を飲んでいない、完全にしらふの状態から、ほろ酔いの状態を経過し、深い酔いへ。さらに進めば泥酔に至ります。このうえ飲み続ければ、ついには意識を失ってしまうかもしれません。

方向性こそ逆ですが、この酔いのプロセスは、昏睡から半覚醒を経て、覚醒にいたる目覚めのプロセスと酷似しています。

脳の状態と対応させてのべれば、飲酒することで血中のアルコール濃度が高まってくると、しだいに理性を司る大脳新皮質の活動が低下してきます。すると、大脳新皮質によって抑えこまれていた大脳辺縁系の活動が活発になります。

具体的にいえば、私たちはお酒を飲んでいると、陽気になり、判断力がややにぶってきます。そのうちほろ酔い気分になり、抑制が取れてきます。

さらに酔いが進めば、気が大きくなったり、大声でがなり立てる人も出てくるかもしれません。

そして、小脳までマヒが広がると、何度も同じことをしゃべったり、運動失調が起こり、千鳥足になります。この時点で、吐き気や嘔吐が起こってくることもあります。

目覚める過程の半覚醒期に対応するのは、ほろ酔いの時期ですが、この時期には、大脳新皮質の統御が弱まり、大脳辺縁系の活動が活発になります。

朝の半覚醒時に、ときによって超覚醒状態がもたらされるように、飲酒中にも、同様のことが起きていないか、そう考えたのです。

実際にふり返って、自分の生活を検討してみると、飲酒している最中に、いろいろなひらめきや発想が生まれていることは紛れもない事実でした。

私は、いつなんどきでも思いついたことがあれば、出来る限りその場でメモを取ることにしています。

よくいわれるように、「チャンスは前髪を摑《つか》め。後ろは禿《は》げている」というわけです。

このため、飲酒中にもいろいろな思いつきをメモした経験がありました。

探してみると、そうやって取った、ひらめきのメモが大量に出てきたのです。

そこで私は、飲酒によって高められた意識状態を、『ステイタスブレイン』と呼ぶことにしました。

私は脳活性のさまざまな方法を講演や書籍などで提案していますが、その際、提案する内容を一つのキーワードで統括すると、多くのかたから認知されやすいのです。

たとえば、私は、子供たちの脳をよりよく育て、さまざまな能力を伸ばすための方法論をまとめて、『キッズブレイン』と呼んでいます。この用語とロゴについて、商標登録申請中です。

この時点で、『ステイタスブレイン』というキーワードを付けたのは、むろん私が、飲酒中のこの現象について、さらに深く掘り下げる価値がありそうだと感じたからにほかなりません。

二〇一一年五月二十九日のステイタスブレイン

かなり最近のものになりますが、二〇一一年五月二十九日の私のステイタスブレインの記録をここに再録してみましょう（54ページ）。

記録用紙は、朝の半覚醒時の超意識状態を記録するために作った書式と、同じものを使っています。

この日、私は自宅で酒を飲んでいます。

テレビのスイッチは入っており、NHKの番組が流れていましたが、それは思考の妨げとなるような音量ではありませんでした。

ビールを一杯飲み、その後、プレミアムウイスキーに移行。

徐々に意識の状態は高まっていった様子で、午後七時三十分過ぎに、最初の着想が生まれました。

①の「キッズブレインズ・インスティテュート」というメモです。

先ほども申し上げた通り、キッズブレインは、私の研究の重要なテーマの一つであることはいうまでもありません。

子供たちの成長に応じて、どういう時期にどういう環境作りをすればその能力を最大限まで引き出せるか。これが大きな課題ですが、この課題を実現するために、これまでよりも組織的な取り組みができないか。そして、そのための組織作りについての考察を行っています。

続いて、午後八時近くになって、②の「なぜ、スーパーコンシャスネス（超意識状態）が、毎日飲酒する人に訪れにくいか」というテーマで考え始めます。

このように、私は、飲酒している間に超意識状態が訪れれば、メモを取っていました。

また、さまざまな人たちに会い、ステイタスブレインについての聞き取り調査を行い、論じ合ってきました。

●2011年5月29日のメモ

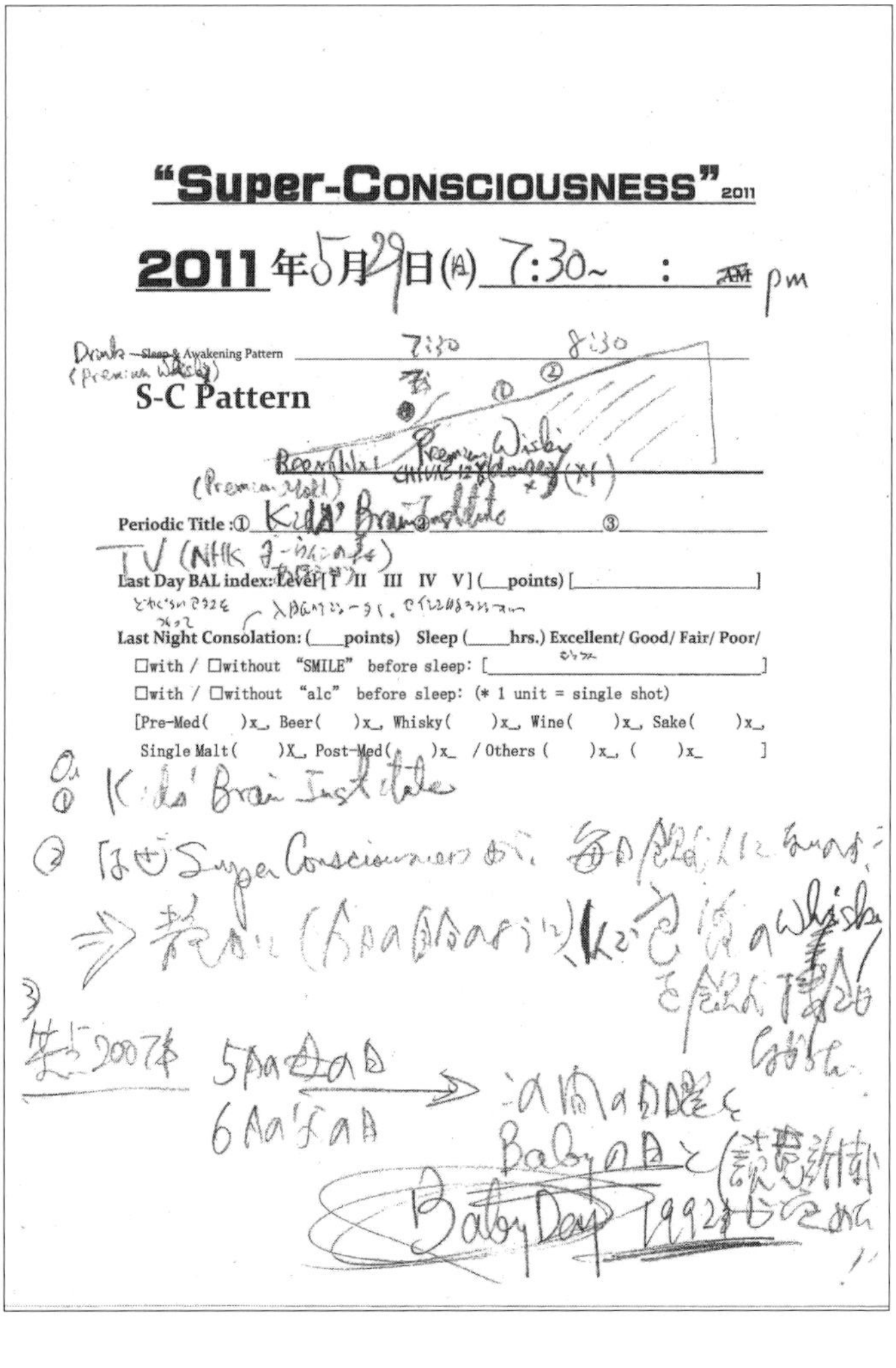

“Super-Consciousness” 2011

2011年5月29日(日) 7:30~ : AM pm

Sleep & Awakening Pattern

S-C Pattern

Periodic Title :① Kids' Brain Institute ② ③

Last Day BAL index: Level [I II III IV V] (points) [ ]

Last Night Consolation: (points) Sleep (hrs.) Excellent/ Good/ Fair/ Poor/

□with / □without “SMILE” before sleep: [ ]

□with / □without “alc” before sleep: (* 1 unit = single shot)

[Pre-Med( )x_, Beer( )x_, Whisky( )x_, Wine( )x_, Sake( )x_,

Single Malt( )X_, Post-Med( )x_ / Others ( )x_, ( )x_]

① Kids' Brain Institute

こうした過程で、さまざまな傾向がわかってきました。

多人数でわいわいと飲み騒いでいるときより、一人で静かに飲んでいるときのほうが、やはり、ひらめきやアイデアが生まれることが多いのです。

仕事の充実感が、ステイタスブレインを引き起こす引き金となるという指摘もありました。

そして、毎日飲んでいる人にはステイタスブレインが訪れにくい。

これも、調査で浮かび上がってきた一つの傾向でした。

その理由を、この晩、私は検討しています。

毎日飲む習慣のある人は、おそらく一日の疲労やストレスを酒で解消しようというケースが多いのではないか。いわゆる、ヤケ酒では、素晴らしいアイデアはなかなか思いつきにくいのではないか。

思考回路をよりよく回すためには、やはりいい酒が必要なのではないでしょうか。

既にこの時点では、ステイタスブレインをもたらすには良質の酒が、質の悪い酒よりはるかに有効であると私は確信していました。

そのうえ毎日飲み続け、疲労が溜まり、睡眠によってもじゅうぶんな回復が得られず、体調がよくない状態が続けば、ステイタスブレインにはいよいよ達しにくくなるはずです。

ただし、ここが大変難しいところなのですが、その一方で、疲労の極致にあり、心身ともに追い詰められたときにこそ、逆転現象として、素晴らしいひらめきが訪れることも、ごく稀にあるのです。

では、何がそうした逆転現象の引き金となるのか、こうして私の考察対象は、この逆転現象自体へと移っていきました。

その後、私は、録画してあった二〇〇七年の『笑点』を見ています。

この時点で、私の思考速度はやや鈍り、意識状態はしだいに弛緩しはじめます。

笑点の録画を見始めた時点で、すでにリラックスモードに入っていたのでしょう。

その録画ビデオの中で興味を引かれた情報がありました。

五月の第二日曜日の母の日と、六月の第三日曜日の父の日の間に、かつてベビーデイがあったという楽太郎さん（現在の六代目円楽師匠）の発言です。

一九九二年のことであるそうですが、ベビーデイが制定されたものの、どうやら国民の間に定着することなく、廃《すた》れてしまったようでした。

しかし、これは私の専門分野の話題でありますから、私はただちに反応しました。このベビーデイを復活させてもいいのではないかと考えたのです。

これが、その晩、最後の着想でした。

この晩のように、高められた意識状態が比較的長時間続き、いくつかの異なるテーマについて思考を深められることは決して珍しいことではありません。

朝の半覚醒時の超意識状態との比較でいえば、半覚醒時のそれは、トリガー（引き金）となるひらめきについては意図的に引き延ばしたりすることができません。まどろみから覚醒へと至るプロセスというのは、そもそも意識的に操作することができないからです。

これに対して、飲酒中に生じるステイタスブレインは、飲み方や酒量などをうまく調節すれば、その高められた意識状態を、ある程度の時間、意図的に継続することが可能であると考えられます。

また、半覚醒時のそれは、生じさせやすくする条件（たとえば、暗い寝室の確保など）がいくつか挙げられているものの、そういった条件が整ってもなお、意図的にその状態を引き起こすことが難しいのは明らかです。

それに比べれば、ステイタスブレインのほうは、条件さえ整えば、人為的に生じさせることが可能です。

こうして、私にとっていちばんの関心の対象は、どんな条件がそろえばステイタスブレインという脳の高められた状態が現出しやすくなるか、この問題に絞られていきました。

とはいえ、それには、いくつもの検討すべき要素が考えられます。

この晩の思考のテーマともなった、一人で飲むか、多人数で飲むか。

毎日の飲酒が思考に悪影響を及ぼすかどうか。

飲む場所がいかなる心理的影響を及ぼすか。自宅がいいか、居酒屋か、大衆酒場か、ホテルのバーがいいか。

飲酒の時間帯が脳に影響するかどうか。夕刻がいいか、夕食時がいいか、深夜がいいのか。あるいは真っ昼間がよいのか。時間帯と、脳の生体リズムとは関連するか。

食事の問題はどう関連するか。つまみもなく、酒だけを飲んでいるほうがいいのか、それとも、飲み、かつ食べたほうがいいのか。

その日の健康状態はどのように影響するか。疲労しているときがいいのか、疲れていないときがいいのか。

飲酒量、飲むペースが、この状態を現出させるのに、どれほど関係するか。

酒の種類の問題。酒はビールがいいのか、ワインがいいのか、焼酎がいいのか、ウイスキーがいいのか。

ステイタスブレインという着想を得たときから、これらのさまざまな条件について、私はずっと検討を続けてきました。

また、一人で考えるだけではなく、親しい知人や友人とも、この問題に関して議論を重ねてきました。

その結果として、いくつかの重要な方向性が導き出されました。

それが、次のものです。

①飲酒によって思考回路をより円滑に動かす超意識状態は確かに存在するが、その作用は飲む酒の種類によって異なる。
②最も思考を促すものは、ビールでもワインでも日本酒でも焼酎でもなく、良質のプレミアムウイスキーである。

③ほかの酒類と比較して、プレミアムウイスキーがとりわけ思考を促す理由は、脳の機能と深い関連がある。
④プレミアムウイスキーが思考を促すシステムは、じつは、人生をよりよく生きるための方法論と共通する。

いろいろ検討した末に私が着目したのは、飲む人数や飲む環境、飲む時間帯、体調などではありませんでした。

ただ一点。酒の種類でした。

良質のプレミアムウイスキーには、ビールやワインなど、ほかの酒類と明確に違う要素があるのです。

それが、良質のプレミアムウイスキーに特有の香りでした。

このプレミアムウイスキーの香りが、ステイタスブレインを引き出す重要なトリガーとなっています。

脳機能の面から考えても、プレミアムウイスキーの香りとステイタスブレインという脳の高められた状態の間には、密接な関連があると考えられるのです。

この問題に関しての詳しい考察は第三章第一節で行います。

その論考に移る前に、第二章では、羽仁進先生をお招きして、プレミアムウイスキーを実際に飲みながら対談を行います。

ここまで、ステイタスブレインという脳の状態がどのような思考をもたらすか、私の場合の一事例を示したにすぎません。

次の第二章の対談によって、私たちは、ステイタスブレインについての豊富な具体例を得られることになるでしょう。

この対談は、第三章でのステイタスブレインについての論考の基礎資料となるものでもあるわけですが、もちろん、それだけにとどまりません。

飲んでいる人の脳にステイタスブレインが立ち現れるとき、いかに豊かな思考がもたらされるか。

この対談は、羽仁進先生という稀有な個性のおかげで、ステイタスブレインの可能性が極限まで追求される場ともなったのです。

Chapter 2

第二章

羽仁進VS.大井静雄
ステイタスブレイン検証対談

羽仁進×大井静雄

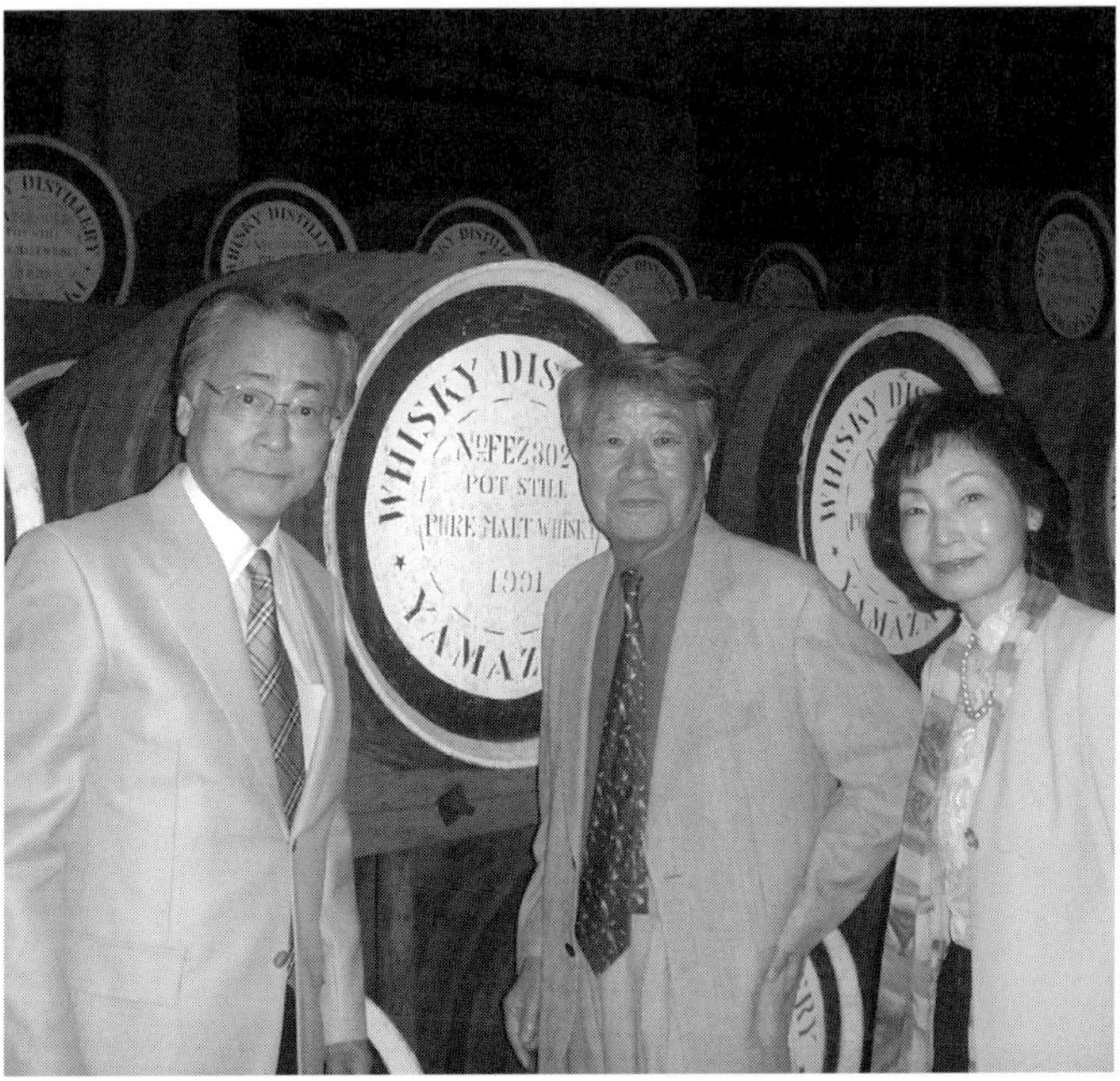

著者（左）と羽仁先生夫妻

第一節　酒の力　夢の力

日常から非日常へ

大井「今日は、酒について、また、酒を飲みながら思考することについて論じることになります。かつ、論じ合っている間も、アルコールを摂取していただきます。こうしたプロセスにおいて、心身がどう変化していくか、それを調べてみようというのが、この対談の一つの眼目となっています。

今回、羽仁進先生にご協力いただいたのはほかでもありません。

こうした実験的な試みを行おうとするとき、先生はまさにうってつけのかたと考えました。

羽仁先生は映画監督として作品を制作しながら、その一方、教育論や家族論等々の誰もが関心を惹かれる身近な問題について重要な提言を続けてこられました。

クリエイターであると同時に、常に深く思索する人でもあります。

酒についてもお詳しいことはいうまでもありません。

私は、羽仁先生の著書を読ませていただいて非常に感銘を受けました。最初に告白しておきますと、感動だけではなく、大きな刺激を受けたのです。

というのも、私自身の専門は脳神経外科であり、発達脳科学ですが、羽仁先生のお書きになっていることと、私が専門として関心を抱いている領域はじつは重なり合っている部分があるのです。

羽仁先生は著書の中で、しばしばご自分の幼少時代の姿を描いておられます。

そこで描き出される子供時代は、大変感動的なエピソードに満ちています。発達脳科学の研究者の眼から見ても大変興味深い。

いや、そういっては足りないかもしれません。たんに興味深いということ以上の、多くの示唆を私に与えてくれるものでもあるのです。

ですから今回の対談はプレミアムウイスキーをめぐる思考実験を目指していますが、目的はそれだけにとどまりません。

私は、対談のホスト役としてお相手させていただきますが、また、こどもの脳の専門家として、羽仁進先生という素晴らしいかたにお会いして、お話をおうかがいすることを大変楽しみに、今日は参りました。

羽仁先生の奥様にもオブザーバーとしてご参加いただいており、検証実験にもご協力いただけることになっています。

対談にあたっては、飲みかつ論じるだけではなく、対話中の各人の飲酒量を測ります。また、対談の開始前、及び飲酒開始後は三十分ごとに、呼気中のアルコール濃度を計測します。

そして、それとともに私たち三人の感性スケールを調べます。

感性については、ここでは簡単に、視覚・味覚・聴覚・嗅覚・触覚といった五感による感覚的情報の受け止めかたと定義しておきます。

感性スケールとは、私自身が開発した、この脳のもつ主観的な現象を数量化してとらえるという、つまり、感覚的情報の受け入れかたの総合評価法とお考えになっていただければよいかと存じます。

この感性スケールの評価表も三十分ごとにチェックしていただく予定です。

私たち三人は既に、飲酒前の呼気中アルコール濃度の計測と、感性スケールのチェックを終えています。

お待たせして申し訳ありませんが、飲み始める前に、プレミアムウイスキーの香りを嗅ぎながら、感性スケールを再度チェックしていただけますでしょうか。

つまり、テイスティングの段階で、我々の感性がどう変化したか記録しておきたい、そういう意図がございます。

先生は、ウイスキーはストレートでお飲みになりますか？　奥様は水割りでよろしいでしょうか」

羽仁「僕はストレートで。あとはお水を。いいウイスキーであればあるほど、水は入れたくはないですね」

大井「私はオンザロックでいただきます。では、香りを嗅いで、感性スケールのチェックをお願いします」

羽仁夫人（以下、夫人）「いい香り。幸せを感じる香りですね」

大井「その通りですね」

夫人「香りだけで酔ってしまいそうですね」

大井「（三人とも感性スケールの記入を終えて）今日はいらしていただきまして、ほんとうにありがとうございます」

羽仁「いただきます」
夫人「いただきます。よろしくお願いいたします」
大井「対談開始は午後三時四十五分。まだ日があかるいですね」
羽仁「最初に、僕の酒に対する考え方を述べさせてください。酔っぱらってしまう前に考えていることをしゃべってしまったほうがいいかもしれない（笑）」
大井「いや、先生はお強いですからそんな心配はいらないと思いますが、お話はもちろんおうかがいいたします」
羽仁「世界中にさまざまな酒があって、いろんな飲みかたがあります。最近日本では軽く飲める酒のほうが好まれているようですが、僕はいま、ウイスキーをストレートで飲んでいます。
アルコール度数の低い、口当たりの軽い酒と違い、こうした本当にいい酒を飲む際には簡単に飲んでしまったらつまらないと思うのですね。
いい酒には、酒造りに関わった人間の努力や積み重ねられた技術が集約している。
もちろん酒造の専門家ではない僕にはわからないところもあるでしょうが、それでも、磨き抜かれた、いい酒には、その造り手の思いが味や香りといったさまざまな要素として表現されているのだと思います。何かしっかりしたものがあるんですね。それを受け止めないといけない。

だからこそ、僕なんかは水では割りたくないと考えますし、ゆっくり飲んでいきたいなと思うんです」

大井「いいお酒なら、ちびりちびりがいいと」

羽仁「ええ。あわてて飲んではいけない。

そうやってじっくり飲んでいくと、しだいに変化が起き始めます。そこでまず取り上げたいのが視野の問題です。

草原に生活している草食動物なら、視野が三百度以上あります。常に肉食獣に食べられる危険があるために、草食動物は敵が近くにいないかどうか周囲をまんべんなく監視する必要があるからですね。

これに対して、人間の視野はかなり狭いんですね。片目だけで百六十度、両目合わせても二百度くらいです。

人間の視野が狭いことにも、もちろん理由があります。

猿と同じように、かつて樹上生活をしていた人間は、木の枝から落ちたりしないように目の前の物をしっかりと見る必要があったためでしょう。

視野が狭いと、目の前の物を立体的に、微細に見ることができます。視野が狭いことにも狭いなりの利点があるんですね。

酒を飲んでいるときも、視野が狭められるのと似た現象があると思うのです。いま、この席から、窓の外に美しい林が見えています。飲んでいるうち、その林の一部に視線が集中する。そのうちの一本の木立が見えてくる。さらに、その木立の、ある一枚の葉っぱが大きく見えてくることがある。

このようにして、酒を飲んでいると、ふだん見えなかったものが見えてくるという現象がしばしば起こります」

大井「視野が狭まるというのは、雑念が消え、思考の集中化が起こるということでしょうか。より深く集中できるようになる?」

羽仁「そうですね。それもあるでしょう。でもそれだけではないと思いますね。

今も言った、ふだんは見えない物が見えるようになる。こちらの現象のほうが重要であると僕は感じています。

日常の空間から、酒を媒介にして別の空間へ、つまり、非日常的な空間へ移行するのですね。物を考えるためには日常から離れる必要がある。

というより、物を考えるという行為そのものが、そうやって日常から離れることであるかもしれないな」

大井「それをお酒が助けてくれる」

羽仁「ええ。昔から、人間は酒を飲みながら考えるということを行ってきたのだと思います。その証拠といってはなんですが、『独酌』という言葉がありますね。

文字通り独りで飲むことを指していますが、今はほとんど使われなくなっている言葉です。独りで飲むということ自体、今日の時代の流行とは合わなくなっているかもしれません。

ともかくこうした言葉が残っているくらいですから、そうした飲みかたがかつてはあった。日本にもそうした飲みかたが存在しましたし、中国の詩を見ると、よくそういう人物が出てきますね。

独り酒を飲み、陶然としている心境が歌い上げられています。

たとえば、唐の時代の偉大な詩人である李白には、『月下独酌』という、独酌そのものがタイトルとなった詩の連作があります。

連作の其の四の詩の前半を引用すると、

窮愁千萬端
美酒三百杯
愁多酒雖少
酒傾愁不來
所以知酒聖
酒酣心自開

窮愁　千万端
美酒　三百杯
愁《うれ》い多くして酒少なしと雖《いえど》も
酒傾くれば愁いは来らず
所以《ゆえ》に酒の聖なるを知り
酒酣《たけなわ》にして心自《おのずか》ら開く

思うにまかせぬ愁いは、幾千万、美酒はわずかに、三百杯。
愁いは多く、酒は少ないけれど、酒さえ傾ければ、愁いはやって来ない。
だからこそ、酒の聖なる効用が知られ、酒がまわれば、心はおのずと開けるのだ。

（松浦友久編訳『李白詩選』岩波書店）

こうした詩の中には、独酌する静かな空間が広がっています。

独酌の楽しみは、すなわち、独りで思考する楽しみでもあるといってよいかもしれません。

もともと僕は考えることが好きなんですね。ですから、これまでも独酌しながら、さまざまな事柄を考えてきたのです」

大井「静けさ、つまり、思考を中断させてしまうような雑音が少ないというのも、思考を促すにあたっては重要な要素ですね」

羽仁「そうですね。静かなほうが考えやすいでしょう。

ただし、何かを深く考える際、お酒を飲んで非日常的な空間に入っていくことができさえすれば、僕には、音響の問題はそれほど大きな問題ではないように感じられます。

今、この対談が行われている場所には、ここに座っている僕たち三人だけではなく、呼気中のアルコール濃度などを測ってくださる研究者のかたやお酒を作ってくださるかた、たくさんの人が同席しているわけです。

しかし、先ほども話した通り、こうして飲みながら、窓の外の葉っぱを眺めて、そこに集中しているうちに、みなさんの姿が遠景へと引き下がり、ある一枚の葉っぱしか見えなくなるということが起こる。

それを取っ掛かりとして、僕の思索が始まる。このときには遠景のみなさんはもう眼に入らなくなっているでしょう。

酒を飲んでいると、フッと自分の考えている世界へ入っていく瞬間がある。それを酒が手伝ってくれるのだというのが僕の実感です。

（給仕する女性に）すみません。僕にもう一杯」

夫人「あなたね」

羽仁「だいじょうぶですよ」

夫人「酔っぱらうと、いうことをきかなくなるんですよ（笑）」

羽仁「いやいや僕はちゃんということをききますよ」

大井「飲みながら思考することがこの対談の大きなテーマですし、呼気中のアルコール濃度なども計測する実験なのですから、私としては、ぜひとも先生にはふだん通りに飲んでいただかないと困るわけです。

しかし一方、あまり強くアルコールをお勧めするのも、医師としては、よろしくありませんね。

難しいところですが、とりあえず、私もおかわりをいただきましょう（笑）」

羽仁進×大井静雄

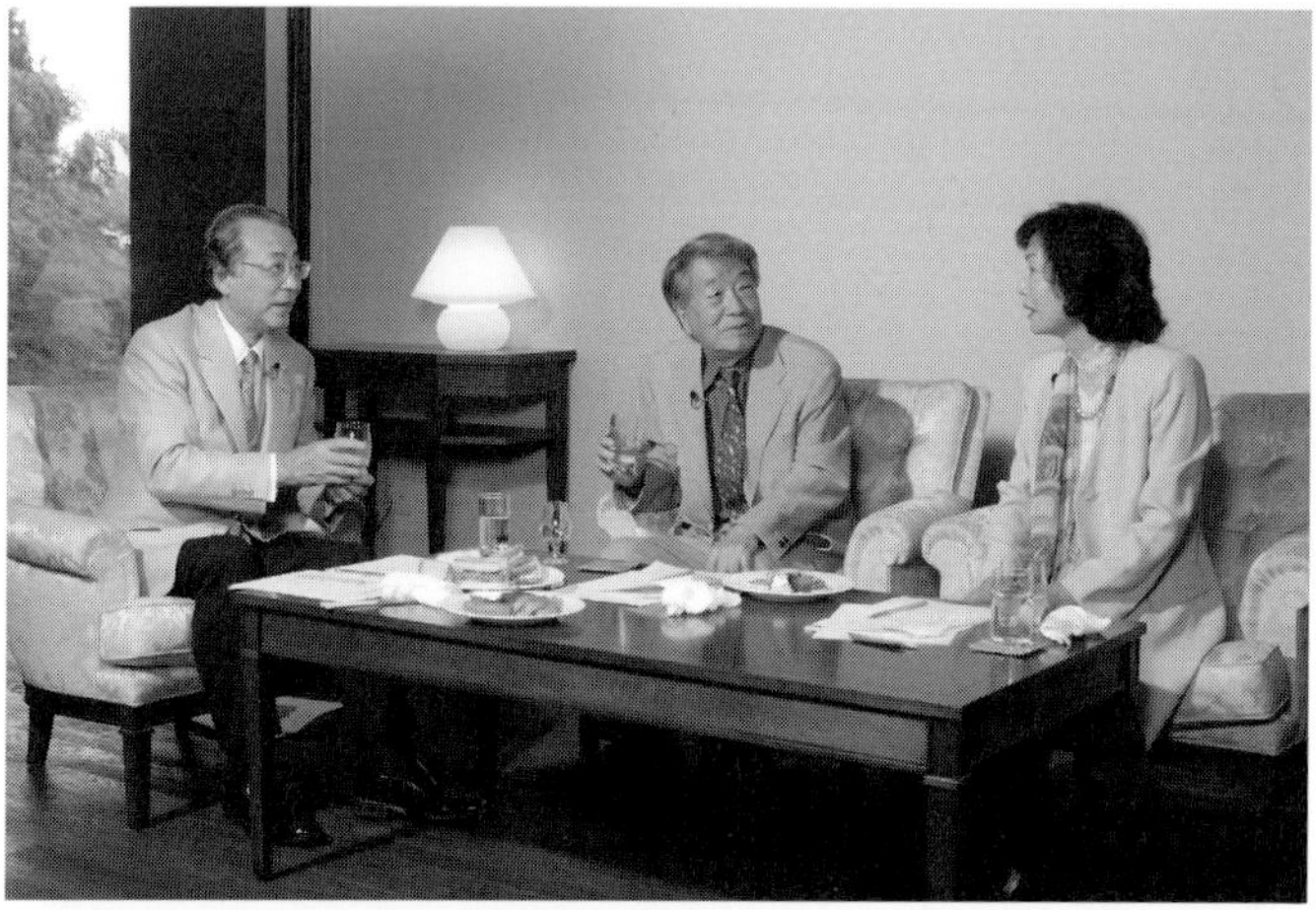

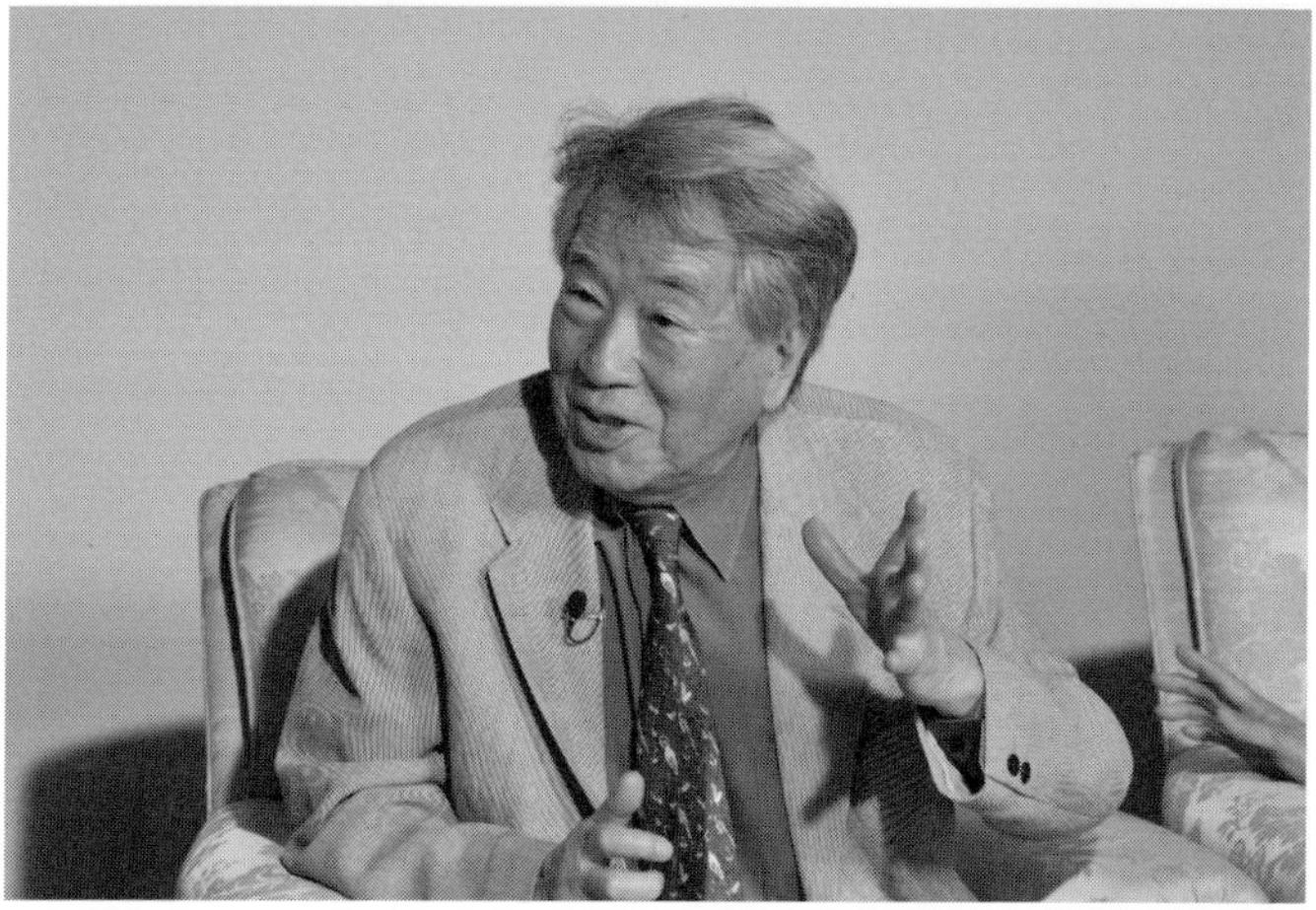

古代ギリシア人の酒の飲みかた

羽仁「（二杯目を口に運びながら）酒と思考の関係については、さらに時代を遡《さかのぼ》ることもできるでしょう。

古代ギリシアでは、酒の壺を囲んでみんなが話をしました。この場合の酒はワインですね。みんな、といってもこの時代、女性は参加できませんでしたが、参加者はワインを飲みながら、さまざまな議題について論じ合いました。

この際に重要なのが司会者の役割です。

その当時のワインというのは、かなり乱暴な製造法で作られていましたから、ワインに水を入れて薄めるんです。しかも、その水の薄めかたがそのときそのときの議題によって違っていました。

皆で静かに語らいたいときは、水を多めに入れ、激論が必要なときには、水を少なくするのです」

大井「議題の内容に合わせて、アルコール濃度を調節したのですね」

羽仁「議題によっては、激論が必要とされる場合もあったわけです。

というのも、その当時のギリシアでは、それ以前の権力構造が壊れ、都市の市民が参加し、政治運営を始めていました。このため、事柄によっては、ある方針を決めるのに激しく意見を戦わせる必要があった。

会議の参加者の市民にも、いろいろな立場の違いがありました。しらふでは言いにくいこともあったはずです。酒で酔っぱらわないと、言えないこともあったのでしょうね。

こうした激論の中から、現在まで受け継がれてきたデモクラシーというものも出てきたのです。

ちょっと話は逸れますが、現代では、デモクラシーというものはじゅうぶんに機能しなくなっている。デモクラシーというものを乗り越え、新しいものを考えなきゃいけない時代が来ていると、僕自身は考えています」

大井「現代ではすっかりデモクラシーが行き詰まっているということでしょうか」

羽仁「ええ。そういってもいいかもしれません。

議論し合って、最終的には多数決で結論を出すというのが、デモクラシーの原則であるわけですが、現代では、このデモクラシーの原理原則を押し通すだけではうまくいかなくなっている。僕はそういう気がしているんです。

多数決を取って一つの意見に集約してしまうと、その選択肢が間違っていたとき、選択の間違いのしわ寄せを、後に社会が背負い込むことになります。

そうしたリスクを予め避けるような形の政治決定もあるのではないか、ということが現に考えられるようになってきている。

先進的な事例と考えられるのが、たとえば北欧です。

北欧では福祉社会を選択したものの、その行き過ぎから苦労したという事情がありました。そこでいまあちらでは、従来のデモクラシーとは多少異なる政治決定システムが生まれつつあります。

みんなが意見を出し合って、自分たちの異なる利害を突き合わせるのですが、それを最終的に一つにまとめるのではなく、バランスを考えた複数選択制で政治決定を行おうとしている。現段階ではこれを選択するが、だめだったら何年後には別の選択も可能、というような形ですね。

たとえば、デモクラシーについて考えようとする際も、僕は酒を飲みながら、こうして古代ギリシアから現代の北欧の動きまで、自分の知識や新しい情報等々を総動員して、ああでもないこうでもないと考えるわけです」

大井「面白いですね。そのように酒によって思考が促される。

酒を飲みながら思考する際の重要な条件として、先生はほかにどんなものがあるとお考えですか」

羽仁「何か物事を深く考え続けるためには、ずっと飲み続けてはいけませんね」

大井「休み休み飲んだほうがいいということでしょうか？」

羽仁「そうですね。今の若い人たちがやっているような一気飲みではさすがに思考は不可能です。古代ギリシアのように飲みかたを調整する必要があるでしょうね」

大井「では、時間をかけて飲むと、どういう利点があるでしょうか」

羽仁「ある程度時間をかけると、その間に、頭に浮かんでくるひらめきや着想を整理する時間もできます。その整理する時間は、また、一つ一つの着想をふくらませる機会も与えてくれる。

しかも面白いことに、いいお酒を飲むほど、次々と着想はわいてくるものです」

いい酒とは?

大井「対談の冒頭で、先生から、いい酒にはそれに関わった人間の努力や積み重ねられた技術が集約されているというお話がありました。

私たちが今飲んでいるのは、日本の洋酒メーカーのプレミアムウイスキーですが、この一つの酒が作り上げられるまでにも、丹念かつ繊細な作業が、実に長い年月にわたって積み重ねられていると聞いています。

まず一つには、ウイスキー原酒を熟成させるための樽作りに手がかかっています。ウイスキー原酒を熟成させるのは、未使用のまっさらな樽だけではないんですね。その樽にシェリー酒や梅酒を入れ、樽になじませ、梅酒を売る。それを使うこともあるのだという。

わざわざ香り付きの樽を用意してウイスキーを熟成させるのですね。

そうやって十二年もののウイスキーでは十二年以上寝かせたウイスキー原酒に、さらに長年熟成させた古い原酒をブレンドする。

たとえば、三十数年物の古いウイスキー原酒がほんの少し混ぜられている。こうした古い原酒は、非常に個性的な香りを持っているものがあり、これを加えることで熟成感を与え、よりおいしいウイスキーができると考えられています。

むろん、そうしたモルトのブレンドの仕方にも、技術者の長年の経験によって培われた智慧《ちえ》が注ぎ込まれているわけです。

こうしたさまざまな工程があって、一つの個性あるプレミアムウイスキーが作られるということなんですね」

羽仁「それでは、いよいよあわてて酒を飲んでしまったら、つまらないな」

大井「先生はいま、いい酒を飲んでいると次々着想がわいてくるとおっしゃった。私の考えでは、これは、理由があって生じている現象なんです。

手をかけて丹念に熟成されたお酒、ことに品格のあるプレミアムウイスキーには思考を目覚めさせる特性があるのではないかと私は考えています。

先生のように常日頃から物をお考えになって、お酒を飲むときも当然のように物を考えるという人は、やはり、世の中にそうたくさんいないのではないでしょうか。いや、稀な存在といってもいいのかもしれません。

しかし、深く思索することを本業としていない一般の人にとっても、酒を飲んでいるとき、意識が冴えてくる瞬間があると思うのです。

平常なら思いつきもしないようなひらめきがいくつも訪れ、歯車がカチッと嚙み合ったように思考が滑らかに動き出し、豊かな思考の成果が得られる状態。

私は、この状態に、『ステイタスブレイン』という名前を付けました」

羽仁「ステイタスブレイン?」

大井「ええ。ただ、これを単純に日本語に訳すると、誤解を受けてしまいそうなので、単純な日本語訳は与えていません。

酒を飲んでいる間、ほろ酔い状態までの時期に訪れる、思考が非常に冴えてくる意識状態のことと、とりあえずお考えください。

ただし、この状態は、いまだ一般にはほとんど認知されていないというのが実情です。

というのも、実際に飲酒中、ステイタスブレインの状態に到達したとしても、酔いがさらに進行し、泥酔に至れば、その状態は消えてしまいます。せっかく訪れた思考の輝きも、数々のひらめきも、酔いに紛れて雲散霧消してしまう。

思考が輝いた瞬間があったことすら忘れられてしまうことが多いはずです。

こうした事情があるからこそ、この現象がほとんど認められていないのだと思います」

羽仁「僕も、飲んでいる間にずっといろいろ考えているけれど、すべてを覚えているわけではないですね。忘れてしまっているのが大半かもしれない」

大井「ひらめきを忘れてしまわないように、私は、酔っていていても、思いついたことをメモするように心がけています。

いずれにしても、ステイタスブレインは飲めば必ず生じるというものではありません。飲んでいる間にその状態を現出させやすくする条件というものが、やはりあります。飲みながらその条件を整えてやれば、ステイタスブレインが生じる可能性が高くなります。ですからステイタスブレインは、知識人などの思索を職業とするような人の特権ではなく、一般の多くのかたが経験可能なものと思っているんです。

さらにもう少々遡ってお話をさせてください。もともと私がこうした意識の高められた状態に気づいたのは、朝の覚醒時においてでした。

朝の覚醒時に、正確にいえば、深い睡眠状態から次第に目覚めて完全な覚醒へ至る間に、眠っているとも目覚めているともつかぬ半覚醒の時間帯があります。その半覚醒の時間帯にも、意識の高められた状態が存在します。

私自身、若い頃から、この半覚醒時にしばしばひらめきが訪れる経験をしていました。その後、朝の半覚醒時のひらめきに注目して思考を重ねる中で、飲酒中にもそれと似たような意識の高められた状態、すなわちただいま説明したステイタスブレインがあると思うようになったのです。

昏睡から覚醒へ、しらふから酔いへ、意識状態のこの二つの移行期には、ともに意識の高められた状態が存在すると考えているんです」

羽仁「覚醒と半覚醒ということから、僕が真っ先に思い浮かべるのは夢ですね。夢というのは、やはり、とても面白い。夢を見ている間に人は何を考えているのか。夢と思考の関係も、僕にとっては興味深いテーマの一つです。

僕は昔から心理学に興味があって、心理学の書物もたくさん読んできました。中でも思い出されるのは、昔の心理学者が行った有名な夢の実験です。

夢の実験を行っている最中、被験者が寝ているベッドにガタがきていて、偶然に外れたベッドの金具が被験者の首に落ちたのです。それで被験者が目を覚ました。

この間、継続していた観察によって、被験者がどれくらいの時間夢を見ていたかわかっている。

それによると、夢見た時間はせいぜい三十秒から四十秒に過ぎないんです。

そこで、どんな夢を見たかをその人に聞いてみると、これが大変ドラマチックな、長大な夢であるわけです。フランス革命の時代に、その人は革命の指導者となって、大衆から支持を受けていた。

ところが、それが一転してひっくり返って、ギロチンで首を刎《は》ねられることになるのです。波乱万丈の浮き沈みのある夢です。

こうした夢の内容と観察の結果から、心理学者はこう推察するわけです。

被験者は、まず自分の首筋に受けたショックが刺激となって、そんな長大な夢を見たのではないかと。

夢というものは、短時間のうちに長編小説のようなドラマを見せることもできる。

夢にはそうした力があるんですね」

大井「ご存じのように、眠りには二種類あります。レム睡眠とノンレム睡眠です。

レムとは、Rapid Eye Movement の略で、睡眠中に目が活発に動き回る、急速眼球運動のことですね。レム睡眠のときは、身体は休んでいますが、脳は活動していいます。一方、ノンレム睡眠のときは、脳は休んでいます。

一般的には、レム睡眠が数分続いたのち、ノンレム睡眠に入り、これをおよそ九十分単位でくりかえします。

夢を見るのは、主に脳が活動しているレム睡眠のときですね」

羽仁「レム睡眠の際には、脳は起きて活動しているのですから、記憶を引き出したり、整理したり、多くの作業をこなしているのでしょう。

夢も、レム睡眠時の脳の作業の表れなのでしょうが、僕がかつて見たもので、こんな夢がありました。

僕は奥さんと、東南アジアらしい国にいるのですね。そこは何故か自動車が存在しない国なのです。

それで住人はみんな、移動手段として犬に手綱を付けて乗っているんです。で、僕らも犬に乗れと勧められるわけです。僕が躊躇《ちゅうちょ》していると、奥さんはさっと犬に乗ってしまう。この人は意外に豪胆な人なんです」

夫人「そんなことありませんよ（苦笑）」

羽仁「さらにその犬に乗って、この人はどんどん空へ上がっていく。仕方ないから僕もあわてて犬に飛び乗って追いかけるのです。

犬というのは実際に乗ってみると酷く座り心地が悪いものですな。
僕は犬に乗ってぐらんぐらん揺られながら、何度も落ちそうになりながら、空を走る奥さんを必死で追いかける――そんな夢でした」
大井「面白いですねえ。何をお考えになっていたんでしょうね、そのとき先生は？」
羽仁「わかりません（笑）」

ステイタスブレインをもたらすもの

大井「おそらく、いくつもの記憶が脳の記憶の引き出しから引っ張り出されて、その夢のストーリーを構成していたのでしょうね。

夢を構成するときにも脳ではさまざまな情報が使われていると考えられるわけですが、酒を飲んで、ある高められた意識状態、すなわちステイタスブレインに達すると、脳の思考回路がスムーズに機能し始め、記憶からもさまざまな情報が引き出され、それらが活発に参照されていると考えられます。

あらためて考えてみたいのですが、酒の、いかなる要素がステイタスブレインをもたらすか。

これまで羽仁先生がお話しになったことの中に、酒が思考を促す条件がいくつも提示されていました。それらに加えて、私は、さらに二つの点についてお話ししておきたいと思います。

その二つは、酒を飲んでいるとき思考回路がスムーズに動く推進力となっているものと考えています。

まず一つ目が、酒が人間の感性に対して働きかける肯定的な作用です。

私たちには、視覚、聴覚、嗅覚、味覚、触覚という五感があります。この五感による感覚情報の受け止めかたを仮に感性と定義づけておいたわけですが、飲酒することで、この感性がよりよく変化するのではないかと考えているんです。

酒を飲むと、抑制がゆるみ、解放感がもたらされ、気分が高揚しますね。ただ、私は、感性の上での変化はそれだけに留まらないと考えています」

羽仁「酒の効用は抑制が取れたり、気分が高揚するだけではない。いわば、気が大きくなって僕のように大ぼらを吹くだけではないということですね？」

大井「いやいや、先生のお話は大ぼらではありませんでしょう（笑）。

ともあれ酒を飲むことで、感性がさまざまな知覚情報をポジティブに受け取るようになります。それが思考をスムーズに回転させる動力になっていると考えられるのです。

この対談中、私たち三人の感性スケールを調べさせていただくことにしたのも、こうした酒と感性と思考という三者の相互関係を確認するためです。

そして、二つ目が嗅覚への刺激です。

プレミアムウイスキーの香りは、我々の嗅神経を強く刺激します。

香りの情報は、嗅神経を介して脳の大脳辺縁系に直接送られます。この大脳辺縁系には海馬や扁桃体といった記憶や感情と関わりのある部位が隣接して存在しています。つまり、匂いの情報は、記憶や感情とも連動しているといってもよいのです。

最近ネットなどでも頻繁に引用されている用語として、『プルースト効果』という現象があります。

改めて説明するまでもありませんが、マルセル・プルーストが二十世紀前半に書いた長編小説、『失われた時を求めて』では、語り手が、紅茶に浸したマドレーヌの香りを嗅ぎ、それがきっかけとなって、記憶が蘇り、長大な物語が紡ぎ出されます。

　これを典拠として、ある香りを嗅ぐと関連のある記憶が引き出されてくるという現象が、プルースト効果と俗に呼ばれているわけです。

　このような俗っぽい名称が付けられてしまうほど、嗅覚への刺激が記憶や感情を呼び覚ますという現象はポピュラーになっています。

　そして、それが思考をスムーズに回すこととも密接に関連しているのではないか。

　ただし、これはそうであろうと推定されるだけで、残念ながら、今のところ科学的な証明はできておりません」

羽仁「現在の医学レベルでも調べられないことなのでしょうか」

大井「現代の脳科学ではまだまだ難しいところが多いようですね」

羽仁「酒が新しい着想や豊かな思考をもたらすきっかけを与えてくれることは間違いないと僕も思いますね。

　ただ、僕が思うに、そうやってもたらされた思考というものは、その時代の社会常識と必ずしも合致していないものであるかもしれません。

　これは夢についても同じようなことが当てはまりますね。

　夢というものは、さきほどお話しした僕の夢が一つの典型でもあったように、常識や通念に全くとらわれないわけです。

だからこそ夢を見ることで、僕たちは新しい発想や、全く別な物の見方を手に入れることができる。少なくとも夢を見ることで、そういう可能性が見出せる。

それと同様に、夢ほど奔放ではないでしょうが、一般的な社会通念や常識に縛られない着想を、酒による思考がもたらしてくれるケースがある。僕はそう感じています。

それとよく似た体験をするのが、子供たちと話すときです。

僕は昔から、子供の話を聞くのが好きで、子供たちがたくさん集まっていると、そこへ入っていって話を聞くのです。

子供たちの話すことというのは本当に天衣無縫です。そこには、社会通念や常識にとらわれない新しい発想がある」

大井「そのお話は次のパートのテーマとも関連していますので、続けてぜひお話を聞かせてください」

第二節　2+2=4だろうか

英語とバイキング

大井「対談を開始して三十分を経過したところですが、ただいまの計測で、呼気中アルコール濃度は三人のうちで羽仁先生がいちばん低いというデータが出ています」

羽仁「つまり、僕がいちばん酔っぱらっていないということですな」

大井「こういっては失礼に当たるかもしれませんが、私はいま、なんとなく釈然としない気もいたしております（笑）」

夫人「羽仁は大変満足そうですね（笑）。

昔、いつだったかはハッキリ覚えておりませんが、ある出版社の社長さんに羽仁の飲みかたについて、『羽仁が飲み過ぎて困るんです』と訴えたことがありました。

すると、社長さんがおっしゃったんですね。『だいじょうぶですよ。羽仁さん、飲みながらあれだけしゃべっているんです。しゃべっているうちにアルコールはみんな飛んでしまいますよ』と」

大井「なるほど」

羽仁「いやいや。そういうことじゃありませんよ。これは、僕がこの場でおふたりにいかに気を遣っているかということを示すものでしょう。僕はきっと気を遣い過ぎているせいで酔えないんでしょうな（笑）」

大井「（笑）。羽仁先生は、飲みながら思考しつつ、また、お考えになったことを話し続けているわけですから、その間先生が脳を激しくお使いになっていることは間違いないでしょうね。

脳というのは、そもそも人間の身体の臓器の中で最も代謝の激しい臓器なのです。脳は膨大な量の多様な仕事をこなしていますが、近年の研究で、脳のそれぞれの部位にどんな機能があり、どんな作業が行われているかがずいぶんわかるようになりました。脳機能マッピング、つまり、脳機能の地図作りが進んでいるんです。

また、どのように脳が発達して、脳の区分けができていくかについてもわかってきています。

人の脳も、お母さんのおなかにいるときは、最初のうちは大人の脳のようなシワがありません」

羽仁「ツルツルなのですか」

大井「ええ。ツルツルです。脳にシワが出来始めるまでには、細胞が分裂しなくなって、脳細胞の数が決まります。

そのとき、脳細胞は、比喩的に申しますと、それぞれ、物を見るところに行こう、言葉をしゃべる細胞になろう等々、役割を持って移動します。この時期を細胞移動期といいます。それが、妊娠五ヵ月目あたりです。

この時期の胎内の赤ちゃんは、お母さんが話す声とか周りの大きな音とかを感じているといわれます。

ですから、この頃にお母さんが英語を聞いていると、赤ちゃんの耳にも届きます。

こうしたわけで、妊娠後期のお母さんが英語をよく聞いていると、おなかのお子さんの英語を聞きとる能力に影響を及ぼす可能性があるんです。

また、言語の使い分けということでいえば、関西弁と標準語をしゃべるときに使われる脳の部位は同じではありません。

同様に、日本語、英語、ドイツ語、フランス語等、それぞれの言語を話すときに使われる脳の場所も異なるのです。

ことに日本語と英語は、他の言語と比べても、使用される場所はかなり距離が離れているということがわかってきています。

羽仁「英語と日本語が脳の中で離れているというのは、いわれてみると、なんとなく納得できるところもありますね。

日本語と比べても、英語というのは、かなり新しい言葉なんです。

ちょっと英語の歴史を振り返ってみますと、十一世紀あたりまで、現在のイギリスのあるブリテン諸島では、さまざまな王朝が興亡をくりかえしていました。

まず紀元前にあのあたりに住みついたのはケルト人。ケルト人たちが話していたのはむろんケルト語ですね。その後四世紀末から始まったゲルマン人の大移動によって、ゲルマン人の種族が侵入し、ケルト人を追い出します。彼らが低地ドイツ語を話していたため、英語の最も基本的な語彙《ごい》や文法は、ゲルマン語から成り立つことになりました。

さらに八世紀以降は、北方からバイキングの侵略が激しくなります。

こうした中で、フランス北部にいた、これもバイキングであるノルマン人にイギリスが占領されます。一〇六六年のノルマン・コンクエストですね。

こんなことを言ったら叱られるかもしれませんが、バイキングの子孫なのですから、イギリスというのは野蛮な国なんですな。

彼らがいかに野蛮だったかということについては、有名な逸話があります。フランス北部地方は、ノルマン人が占領したため、現在もノルマンディーと呼ばれているわけですが、当時のフランス国王がここのバイキングたちを懐柔するために、彼らの土地占有を認め、首領を初代ノルマンディー公に任じました。

フランス国王は、首領に接見した際、彼らの権利を認めた上で自分の靴に接吻するように求めます。バイキングですから、首領は雲を突くような大男。一方、フランス王は小柄ですな。

するとその首領は小さなフランス王を抱え上げ、王様を逆さ吊りにして、その靴に接吻したのです」

大井「それは確かに野蛮ですな（笑）。

その野蛮な国の言葉が今や世界じゅうで話されるようになっている。これも考えてみれば不思議なことですね」

羽仁「そうですね。英語が世界の多くの国で受け入れられたことには、やはり、理由があるのだと思います」

大井「それはどんな理由でしょう？」

羽仁「おそらく英語が論理的な言葉であるからでしょうね。

ほかの言語よりも遅れて、英語が発達したというお話をしました。英語の最も基本的な語や文法は古英語のゲルマン語系のものですが、バイキングの侵攻以降、そこへバイキングたちの言語が流入します。また、さらにフランス語もどんどん入ってきます。

この英語の発達期、ヨーロッパではロジック（論理）という考えかたが出てきて、人々の間に浸透していきます。

こうした時期に英語が形作られていったため、英語というのは、その成り立ちからロジカルになる要素を含んでいたのではないかと考えられるんです。

こうした特性ゆえ、英語は見知らぬ者同士が通じ合うために便利な言葉なんですね。いい悪いは別にしても、だからこそ世界じゅうで英語が使われるようになったのでしょう」

大井「確かにフランス語ではそうはいかないかもしれませんね。面白いものですね」

なぜテレビがいけないか

大井「脳の話から脱線したため、ついつい本筋から逸れてしまいましたが、ここで本来のテーマに戻らせてください。

最初にも申しました通り、私は先生の著書を拝読して大きな感銘を受けました。中でも、先生の幼少期のお話は読むたびに感動しています。これは決して誇張ではありません。

羽仁先生は幼少のときから動物がお好きだったのですね。

著書の中で、動物たちとの交流を生き生きと描き出しておられますが、そうした先生の記述を読むたび、先生の生い立ちが先生の歩まれる人生そのものに多大な影響を与えていることを確信します。このことは、今の私の重要な研究テーマでもあり、私は、現代日本の子供たちが置かれている状況を思い浮かべ、正直にいって暗澹《あんたん》たる気持ちになってしまうのです」

羽仁「先生から見て、今の子供たちの状況はよくありませんか」
大井「よくありませんね。両親がいろいろと忙しく、子育てにじゅうぶんな配慮が行き届いているとはいえません。
ことに問題なのは親が忙しさにかまけて、赤ちゃんにテレビやビデオなどを長時間見せたりしていることです。子供をそうした環境に委ねっぱなしにしてしまうことは本当にいけません」
羽仁「医学的にもよくないということなんですね」
大井「まさにその通りです。
二〇〇四年の段階で既に、日本小児科学会こどもの生活環境改善委員会が『乳幼児のテレビ・ビデオ長時間視聴は危険です』という警告を出しています。千九百人の一歳六ヵ月児を対象に、テレビ・ビデオの長時間視聴が赤ちゃんの発達にどんな影響を及ぼすか調査したのです。
それによると、テレビ・ビデオを視聴する時間が四時間未満（かつ近くでテレビが八時間未満しかついていない）の赤ちゃんに比べて、四時間以上（かつ近くでテレビが八時間以上ついている）視聴する赤ちゃんの言葉の遅れの率は、二倍になるという結果が出ているんですね。

　母親などが赤ちゃんと一緒にテレビを見ながら赤ちゃんに話しかけていれば、まだいいんです」

羽仁「そうしたデータの存在も、僕はいま初めて聞きました」

大井「そうなんです。みなさん、本当にご存じない。

　小さなお子さんを持つパパ、ママが、テレビなどの悪影響をほとんど認識していないんですね。それどころか、パパ、ママ自身がテレビ漬けになっている場合も少なくはないでしょう。

　こうしたデータも出ているわけですから、乳幼児には、できるだけテレビなどを見せないほうがいいことははっきりしています。

　また、当然ですが、子供部屋にテレビ・ビデオを置くことも勧められません」

羽仁「僕にもある程度答えは予想できますが、テレビなどが、なぜいけないのですか」

大井「テレビ漬けになると、羽仁先生が送られたような子供時代の生活とは、まったく異質の生活を、子供たちは送らなければならなくなります。

　発達脳科学の立場からいえば、幼少期は、感覚や感性、言語など、人間として欠くことのできない感覚系から始まる大脳の高次な機脳を発達させるためにとても大切な時期です。この時期に必要なのは、映像で理解できない情報にふれることではなく、生活の中で直接的な体験をすることです。

お母さんが赤ちゃんに頻繁に話しかけたり、一緒に遊んだりしてあげることが、やはり大事なんですね。それを放棄して、テレビなどでバーチャル（仮想）のものばかりを見せっぱなしにしておけば、本来、段階的に発達すべき言葉や感情のいわば生理的な発達も阻害されかねません。

幼少期でないと、できないこともあるんです。英語のLとRの発音の違いなどというのは、小さいころに覚えないとできません。

単語を作っている個々の音を音素といいますが、新生児から六ヵ月あたりまでの赤ちゃんは、母国語にはない音素でも受け入れられるんですね。

それが一年を過ぎると、母国語にない音素が聞き分けにくくなっていきます。そして、だいたい二歳あたりで聞き分けがかなり難しくなります」

羽仁「では、バイリンガルは一歳までですか、少なくとも聞き分けに関しては？」

大井「いいえ、それでも二歳ごろまで外国語の環境にいれば、母国語だけの環境に戻っても、のちに外国語を学んだとき、音素を正しく発音できるとされています。

こうしたバイリンガルの問題はさておくとしても、この幼少期に、パパ、ママが愛情を持って育てることによって子供の能力を大きく伸ばすことができるんですね。

愛情を持って育てろといっても、過保護に育てろということではありません。むしろ、私がパパ、ママたちにお勧めしたいのは、過保護とは逆の方向です。

赤ちゃんは、百四十億個ものニューロン（神経細胞とその回路）を持って生まれてきます。生まれたばかりの赤ちゃんのニューロンは、バラバラでまだまだじゅうぶんなネットワークを作っていません。

ニューロンは第一段階として、生まれた直後から、徐々にシナプスという中継地を介して神経と神経をつなぎながらネットワークを作っていきます。

そして、一〜二歳の時期に、大人の何倍もの速さでシナプスとシナプスを結ぶ回路が出来上がっていきます。特に、できないことに挑戦していくとき、脳細胞が刺激され、ニューロンの結びつきが強化されます」

羽仁「すると、挑戦して失敗してもよいということですね」

大井「ええ。そうなんです。挑戦して失敗する。それをくりかえす。できないことは確かにストレスにもなります。でも幼少期には、自分の好むことにはニューロンは著しいスピードで発達していきます。

こうしたわけで、程よい失敗経験と達成感が、ストレスに強い脳を育て、感情をうまくコントロールできる基礎をつくるんですね。

ですから、子供にはできるだけ多くチャンスを与え、いろいろなことにチャレンジさせていくことが大切なんですね」

羽仁「そこで手を抜いていると、感情のコントロールのできないキレやすい子供になってしまうと?」

大井「おっしゃる通りですね」

三歳の子供の脳の可能性

大井「とくに私が強調したいのは、子供たちに何かをやらせる場合、決して強要してはいけないという点です。何かにチャレンジすると、子供はみんな、最初のうちはたびたび失敗します。このときすぐに叱ったりしてはいけません。

何事においても、最初から上手にできる子供はいません。できないほうが普通なんですね。

それをわかってあげられずに、できないお子さんを叱ったり、ひどいケースでは、できるまで強要したりしているパパ、ママが少なくありません。

そんなことを続けているうちに、子供はチャレンジしていること自体に恐怖感や怒りを抱くようになります。

こうしたマイナスの感情的な力というものはとても強いものです。子供に限らず、大人においても、恐怖や怒りに支配された人の筋肉はこわばり、血流も悪くなり、身体が動かなくなります。

いちばん端的なのが、英語でいうフリーズという状態です。私はそうした感情の代表的なものとして恐怖心を挙げたいと考えていますが、恐怖にとらわれると、大人も子供も、全く動けなくなります。

ある子供がトライしていることがあって、それに何度も失敗したとします。それで親から叱られて、恐怖心を抱くようになってしまったら、その後、それがうまくいくことはなかなか難しいんですね。

叱られて恐怖心を抱く。すると、いよいよできない。そこでまた叱られてさらに恐怖心が強まる。

といった具合で、こうしたことをくりかえしているうちに、関係している脳のシナプス、すなわち、その神経回路は発達せず、成人になってもそのことができなくなってしまう恐れがあります」

羽仁「僕は小学校に入ったとき、体操が信じられないくらい下手だということを知りました。

先生が『右手を上げて』とおっしゃっているときに、どういうわけか、僕は左手が上がっているんです。右も左も横も後ろも、一度考えてからやる癖のせいか、すべてに遅れてしまいます。

こうして混乱しているうちに、僕は先生に見捨てられました。

その後、僕がその場にいても、いない人間のように体操の時間が進むようになってしまったんです。それで僕はすっかり、身体を動かすことを諦めてしまった」

大井「まさに私がお話ししたようなことが起こったわけですね」

羽仁「娘を連れて、海に行ったときのことです。

まだ三歳の娘が、僕の頭を海の中に押し込んで、『パパ、これで泳げるわよ』といったことがあります。

そう言われても、僕は溺れるばかりで水泳はとうとうできませんでしたね。幸運に恵まれて、助監督を全く飛ばして、映画監督になれましたが、もし助監督時代があったら、泳げない、箱一つ担げない僕はそこで落第していたと思いますね。

ただ、僕は別に体操の先生が悪いわけではないと思いますよ。たんにこんな子もいるということです」

大井「羽仁先生はかばってらっしゃるけれど、私はやはり、体操の先生にも問題がなかったとはいえないと思うのです。

というより、その先生個人の問題ではないかもしれません。

羽仁先生の子供時代から現代に至るまで、日本の教育システムの中で、子供の可能性を生かすということがあまりにも軽視されているような気がします。

面白い事実があります。三歳の頃の脳は、大人の脳の約八〇％まで成長しているんですが、その脳細胞の数は、七十歳の大人の二倍、百三十億個以上もあるのです」

羽仁「大人の数の二倍もですか？」

大井「ええ。そうなんです。なぜその時期のほうが、大人になってからより多いのか。当然そう疑問に思われますね。

三歳までの脳細胞には、あらゆる可能性に対応できるように、実際に使われる量より多いニューロンやシナプスが存在するんです。つまり、子供というのは、環境からの働きかけに応じて、いかようにも成長できる可能性を秘めているといってもいいでしょう。

ですから、三歳までの時期で最も必要なのは、小さなお子さんに無意味な暗記をさせたり、単純なドリルをこなさせる早期教育ではありません。

親が子供のしようとすることを先取りしてやってしまうと、子供は受け身になってしまい、いつも同じ場所のニューロンしか使わなくなります。これでは大きな成長は望めません。

だからこそ子供が積極的にいろいろなことに興味を持ち、能動的に自分からやりたいことを選び取ることが大事なんだと思うのですね。

それによって脳はより活性化され、シナプス間のニューロンの結び付きも強くなります。こうしたことが後々、能力を大きく発達させることにつながっていくのです。

ただし、その後の学校教育にもいろいろ問題がありますから、今の時代、子供のその子のもつ固有の能力を伸ばすということは非常に難しいことになっている」

羽仁「先生は、現在の学校教育に不満をお持ちですか」

大井「そうですね。子供一人一人の可能性を伸ばすような教育がなされているとは思えませんね。

偏差値で子供を計るだけでは個性を引き出せませんし、算数、国語、理科、社会といった主要教科を画一化したやりかたで教えるだけでは、子供の可能性を狭めているようなものでしょうね。

そして、画一化した教育をくぐりぬけて、個性を消された子供たちが偏差値だけで見た優等生となっている。

こうした現代の教育の状況を見るにつけ、羽仁先生が過ごされた子供時代は素晴らしいと思うのです。ことに発達脳科学の立場に立つ私から見れば、まさに理想型の一つにも思われます。

幼少期に、先生はいつも自分で疑問を発見し、考え抜いて答えを発見したり、次の選択肢を自ら選び取るなど、本当に驚くほど能動的に行動をなさっています。

こうした体験のありかたを、私は今の子供たちにもぜひ知って欲しいと思います。できるなら、多くの子供たちに、先生が体験なさったようなことをさせてあげたいと思うんですよ」

自由な発想と酒

羽仁「しかし、今振り返ってみると、体操は全くできませんでしたし、それだけではありません。もっといろいろできなかったんです。

ですから、僕の幼少時代は、先生のおっしゃるように理想的なものだったとは、とてもいえないように思います。

僕は八十二歳の現在まで、文字通り手前勝手に生きてきたようなものなのです。子供のころも、しばしば変わってると思われていました。

僕は、いろんなことが気になるたちなので、あることがひっかかると、そればかり考えてしまいます。

小学校で2＋2＝4だと習ったときにも、すぐに疑問がわきました。

たとえば、普通の鉛筆が二本と、色鉛筆が二本あるとしましょう。それらを足せば四本になると先生は教えます。

しかしこれは果たして正解なのか。

普通の鉛筆一本同士を足して二本になるというのはよい。

しかし、普通の鉛筆と色鉛筆は足せるものなのかと僕は考えてしまう。鉛筆の種類が違うじゃないか、と」

大井「数学ですと、普通の鉛筆も、色鉛筆も、抽象化した数として考えなければいけないわけですね」

羽仁「そういう意味では、数学というのは本当に乱暴なものですな。僕にはそれがどうにも納得いかなかったんですね。

僕が当時住んでいたところには、近くに馬を飼っている農家がありましたから、そこへ行って訊いてみました。農家の馬小屋には、二頭の馬が飼われていました。で、『ここにさらに二頭馬を連れてきたら、どうなる？』と訊いたところ、農家の主は、『そりゃあ難しいな』と答えましたよ。

馬というものは神経質で繊細な動物だから、新たに二頭連れてくれば、ケンカになったりして、ケンカに負けたほうが逃げ出してしまうかもしれないというんです。二頭連れてきても、二頭逃げ出すことだってある。
こんなわけで、2＋2は、簡単には4とはならないぞ。
こんな疑問で頭をいっぱいにしているのですから授業についていけるわけがない」
大井「確かにそれでは授業どころではありませんねえ（笑）」
羽仁「その後、僕と似たような考えかたをする学問もあることを知りました。それが統計学です」
大井「統計学？」
羽仁「はい。たとえば、オーストラリアから日本に羊を一万頭輸入したいとしましょう。しかし、羊を船で移送すると、日本に着いた時点で病気などで九千八百頭に減ってしまいます。そこで統計学的な考えかたを用いて、一万二百頭輸入することにする。すると、日本に船が着いたときに、ちょうど一万頭になっている」
大井「面白いですね」
羽仁「統計学というのは、いってみれば、数学と現実の帳尻合わせをする学問といえばよいでしょうか。

僕だけに限りませんが、子供というのはこれに近いことをしばしば考えているものです。しかし、こんなことばかり考えていたら小学校の授業ですらついていけませんよ。ましてや社会に適合していくのは大変です。

自由な発想が生まれるというのは、何か素晴らしいことのように思われていますが、決していいことばかりではないと思いますよ。

自由な発想というものは、なかなかやっかいなものなんです。

僕自身がそうでしたが、夢ばかり見ている人間は、なかなか社会に上手に適合できないものです。

実際、社会と軋轢《あつれき》を起こし、ドロップアウトしてしまったり、会社をやめたり、うまく生きられない人が少なくないと思います。

僕はこの年までともかく社会的に落ちこぼれずに、なんとか生きてきたけれど、僕の場合、たまたまうまくいったに過ぎない。

では、このように生きるのが下手な人はどうしたらいいのか」

大井「夢見がちな多くのかたたちのためにも、ぜひおうかがいしたい。どうしたらいいんですか、先生？」

羽仁「うまく適合できなかった場合、自分を受け入れてくれない社会自体を非難したり、社会にぶつかっていっても、人間のほうが傷つくばかりです。

ですから僕は、そういう人は抜け道をつくっておかないといけないと思うんですよ。

抜け道は二つあります」

大井「その二つとは？」

羽仁「一つはアルコール。いま一つが夢だと思うんです」

大井「なるほど」

羽仁「先ほど大井先生から、子供は素晴らしい可能性を持っているというお話がありました。僕が思うに、それは子供に限らない。大人だって可能性を持っている。ただ、大人はいろいろな事情があって、自分の自由な発想や可能性を追求できないだけなのではないでしょうか。

世の中では上司を馬鹿だといったらクビになってしまう。だから好きなことがいえない。

そういうことはしょっちゅうある。

そんなときは酒を飲んだらいい」

大井「飲んでストレスを発散するのがいいのでしょうか？」
羽仁「確かにそういう側面もあると思いますよ。だけれど、それだけではつまらないと思うんだな」

正しい酒の飲みかた

大井「では、どんな飲みかたがお勧めですか」

羽仁「たとえば、泣き上戸という飲みかたがありますね。えてして質のよくない酒を飲んでいると、泣き上戸になりがちなものですね。飲んでいるうちに恨みがどんどん出てきてしまう。ひどいときには怒り上戸になる人もいる。

こうした他人の迷惑となる飲みかたはお勧めできない。

いい酒を飲みなさいと勧めたいですね。恨みを発散するような酒はよくない。質のよい酒を飲むことによって、人は自分の可能性に気づかされます。子供のころもっていた自由な発想がひょっとしたらまた訪れるかもしれない。

会社でつらい目に遭っている。それで、ただ、馬鹿な上司を恨むだけじゃつまらないでしょう。泣き上戸、恨み上戸で、ストレスを発散するのは生産的ではありません。

いい酒を飲むことで、ほかに選択肢があることに気付かされることもあるはずです。それによってつらい目に遭っている自分が救われることもあると思うんです。

そうした可能性を提供してくれるものが、酒と夢だと僕は思っているんです」

大井「いいお話ですね」

羽仁「いい酒をじっくり飲んで、腰を据えて考え直してみたらいいと思いますよ。ちなみに僕自身、二杯飲んだあとは、飲み過ぎないようさっきから自重していますす（笑）。

飲みながら落ち着いて考えることで、自分の可能性に気づいて、その後の道が開けてくることもあるはずです。

誰一人、平凡な人間なんていないんですよ。僕はそう信じています。

それに、夢を見ることで、夢がその人の隠された可能性を教えてくれることがあります。これと同様に、アルコールが夢のようにその人の可能性を示してくれることもあるかもしれない」

大井「確かに平凡な人間などいない。それは脳科学が教えるところでもあります。

一人一人のニューロンはみんな違っているんです。それぞれに固有のニューロンがある。人類全員が違うニューロンを持っています。いってみれば、各人にそれだけの可能性があるということですね。

人には、無数の可能性があるんです。その中で、自分自身を生かせるものを選べば、それはそれで立派な人生だと思いますよ。

ちなみに、先生にとって、いい酒というのはどんなイメージでしょうか」

羽仁「若いころは僕もシングルモルトウイスキーに対して憧れがありましたね。たとえば、昔はマッカランのような蒸留所が代表的なものでした。

ですからシングルモルトを飲めるようになったときには素直に喜びましたね」

大井「では、先生にとって、シングルモルトの魅力とはなんでしょうか」

羽仁「そうですね……純情さでしょうか。シングルモルトだけが持っている純情さというものがあるように思うんです。

大人になっても、誰もが自分の中に子供の心を持っています。みんな、大人の顔をしていますが、中身を見たら見かけ通りではありません。

自分で立派な大人だと思っている人にしても、その中身に、隅から隅まで大人がぎっしり詰まっているわけではありませんね。必ず子供である部分が残っている。大人の中には子供の自分が眠っているといってもいいでしょう。いい酒は、自分の中の眠っている子供に働きかけます。飲んでいると、ある瞬間、子供に戻る瞬間があるんです。

酒の力で、その子供を目覚めさせることができるんですね。残念ながら夢は自由には見られません。しかし、酒は自分の裁量で飲むことができます。

いろいろつらいことがあって悩んでいる大人たちにも、酒を飲んで、ときには自分の中の子供を目覚めさせてみてはどうかと勧めたいですね」

第三節　遠い愛

恋愛だけが愛ではない

大井「このパートでは、愛情についてのお話をおうかがいできればと考えております。羽仁先生のご著書の一つに、『僕がいちばん願うこと――エピクロス的生活実践』(岩波書店)があります。

私はこの本が大好きで、何度も読ませていただきました。

しかも、いつも同じ箇所で涙ぐんでしまいます。中でもいつも深く心を動かされるのは、羽仁先生がこの本の中で説かれている『遠い愛』のくだりです。

そこで、ぜひこの『遠い愛』についてのお話をお聞きしたいのです」

羽仁「『遠い愛』というのは、僕が昔から考えてきたことなんです。

現代は、愛だけが絶対のもの。そんなふうに考えている人が大変多いように思います。この場合、前提となっているのは、恋人同士の恋愛関係でしょう。

しかも、この恋人同士の恋愛関係だけが唯一無二の絶対の価値であるかのような言説が流布しています。テレビドラマや小説などをのぞいてみても、やはり、そうした傾向がはっきりしています。恋愛絶対主義とでもいうような考えかたが蔓延《まんえん》しているのです。

しかし、そうした風潮には疑問があります。

僕にはそれが絶対の価値とは思えないんですね。ほかにも愛情の形というのはいろいろあるのではないか。

もちろんこう言ったからといって、僕はなにも恋人同士の恋愛を頭から否定しようというわけではありません。ただ、愛情というものをもっと幅広く捉えたほうがいいのではないかと思うのです。

僕がこうしたことを考えるようになったのは、やはり、自分自身の経験が大きいのです。

幼いころから僕は動物好きで、いろいろな動物を飼ってきました。また、映画監督としてアフリカの動物たちの生態をずっと追ってきました。

そうしたさまざまな経験から得たものの一つが、遠い愛なのだといっていいかもしれません。

たとえば、僕が初めて猫を飼ったときのことです」

大井「先生が道端で餌をあげて仲良くなった野良猫の話ですね」

羽仁「ええ。ある朝、僕がふと眼を覚ましたら、おなかのあたりが冷たく濡れていて、びっくりしました」

大井「実は、その猫が先生のおなかの上で子供を産んでいたのですね」

羽仁「その通りです。彼女としても初産で、きっと大変だったのでしょう。それで頼るものがほかになくて、僕のところにやってきた。

産み終えたあとは楽になったらしく、ベッドから降りてペロペロと自分の身体を舐めていました。

母親は出産を成し遂げて、すっかり落ち着いていましたが、その後を任されてしまった僕のほうが大変でした。

なにしろ、おなかの上で生まれたての子猫たちが鳴いていたのですから。子猫の状態が落ち着くまで、僕は身動きもできなかった」

大井「小人国で小人たちに捕えられたガリバーのようにじっとしていたと書いてあ

る。こうして先生は猫を飼うことになります。母親の猫の名前が、グウチでしたね」

羽仁「それから五、六年は、グウチは毎年子供を産んでいました。しかし、初老にさしかかるころから、グウチの態度に変化が現れます。

しだいに外で過ごすことが多くなり、半年ほどすると、全く家に帰ってこなくなります。

たまに姿を現して、僕のそばに寄ってきても、その眼は凛としていて、厳しさを湛《たた》えていました。いかにも野生の猫らしい顔になっていました。

僕はグウチに触る気にはなれませんでした。そんなことをしてはいけないような気がしたのです。

グウチと僕の間には、目に見えない壁ができたのです」

大井「続いて、先生はこのように書いています。とても美しい箇所なので私に朗読させてください。

『たまに道で会うと、グウチは止まって、じっと僕を見ていた。もう寄ってはこなくなった。

ある秋の日に、家からずいぶん遠い森の中でグウチを見かけた。グウチはもう止まらなかった。その代わりのように、何度も振り返りながら、森の奥へ去って行った。その姿は、「お互い楽しい時が随分ありましたね。もう二度とお目にかかることは無いでしょう」と、別れを告げているような気がした。僕は、自分がじんわりと泣いているのに気付いた』」

羽仁「僕とグウチの間には、いつしか距離ができていました。しかし僕はその距離を不快なもの、嫌なもの、悲しいものだと感じませんでした。

むしろ自然なこととして受け入れたのです」

大井「私の眼から見ても、先生と母猫の間に距離があるからこそ、二者の間にある愛情には深みがあるように感じられました。

なにも距離をなくして、ベタベタと粘着するばかりが愛情の表れではないということなのでしょうね。

その次の章で、先生はチーターの子別れについてお書きになっています」

羽仁「二頭の子供を産んだ母親のチーターは、しだいに子供との距離を取っていきます。

いきなり関係を断ち切るというわけではなく、だんだんと離れていく。子供たちは、まだ狩りが下手ですから、うまく獲物が取れない。

するど、母親が獲物を取ってやり、分け与えるということをする。しかし、このときには既に、母と子の間には距離ができている。子供が近づこうとすると、爪を見せて威嚇します。

その後一週間ほどして、母がインパラを捕えました。二頭の子供は二百メートルくらい離れたところにいて、近づいてきませんでした。母は一人で食事をしていました。そして、二頭は遠ざかっていきます。

別れの日だったんですね」

大井「動物の子別れといっても、決して単純なものではないのですね。そのように感じました」

羽仁「動物の子別れにしても、ある時期がきたら、ハイ、サヨナラではない。

母は、別れたあとも、子を大事にしてあげたいという気持ちがあるのです。子供は子供で親を尊重する。しかしお互い、ある一定の距離を置いている。

こういう愛情って、非常に微妙なものですが、あっていいものじゃないかと思うんです」

大井「あっていいものですね」

距離を縮める酒

羽仁「酒というのも、実は、この遠い愛と無縁ではないと、僕は考えています。

酒というのは親友とだけ飲むものではありません。

しかも飲むことで、それほど親しくなかった人と理解し合えることがある。相手の気持ちがふと通じることがある。

また、いいお酒を飲んでいると、全く知らない人と話がはずみ、突然仲良くなる。そういったことが起きますね。

酒は上下関係をなくしてくれますから、そうした効果によって、目上の人、年下の人とも楽しく話がはずむことがある。それによって相手の知らなかった面を知り、親しくなったりする。

酒は、心理的に距離のある相手と自分をつなぐ役割をしてくれるものではないか。

そして僕たちは酒によって、距離を置いて相手を尊重し合うような、まさに遠い愛と呼べるような関係を結ぶことができるのではないでしょうか」

大井「すばらしいですね！　私は、先生のこの『遠い愛』という言葉を本当に素敵な言葉であると思っています。だからこそ、ぜひ多くのかたにこの美しい言葉を知ってほしいのです。

それは、もともとは動物の親子関係における情愛のありかたではありますが、いま先生がお話しになったように、それは動物だけにとどまらない。人間関係にも敷衍《ふえん》できるものだと私も思うんですね」

羽仁「話は飛びますが、僕は世の中には悪人はいない、という考えを持っています。何か罪を犯したにしても、そうした罪を犯さなくてはならない、拠《よんどころ》無《な》い事情があったのでしょう。

もしも僕がその人と知り合いとなり、理解し合うためには、いっしょに酒を飲むことがいちばんでしょう。そして、飲んでいるうち、両者の気持ちが多少なりとも近付くことが起こりうるかもしれません。

酒には、そうした力があると思います。これも、ひょっとしたら、遠い愛に近いのかもしれない。

　ただし、こういう場合、やはり、ガバガバ飲んではいけません」
大井「そうですね」
羽仁「酒は、『天の雫《しずく》』として飲むべきでしょうね」
大井「天の雫！　いい言葉ですねえ！」
羽仁「一雫、一雫、いたわるように飲みたいものですね。
　そうやって飲んでいるうちに、いつのまにか自分自身も高級になってくる。わからなかった相手が少しずつわかってくる。気持ちが通じるようになってくる。相手との距離が少しだけ縮まってくる。
　このように気持ちのゆとりがふくらむのも、飲み物の力なのではないでしょうか」
大井「それは飲み物の品格と呼んでいいでしょうか」
羽仁「そうともいえるかもしれませんが、僕はそれよりもむしろ、今言った、気持ちにゆとりができるということのほうを取りたいですね」
大井「知らない相手と知り合っていくときにも、相手の否定的な面ばかりを見ていてはなかなか親しくなれませんね。
　以前からの知り合いの中にも、あの人はどうも苦手だという人がいるものですが、そうした苦手な人を相手とする場合、やはり、相手の否定的な側面が先に目につくことが多いはずです。

そして、それを意識するがゆえに、心理的な距離がどうしても開いてしまう。ある人物に対してネガティブな見方を捨てられない限り、なかなかその人との心理的な距離は詰められないものなんだと思います。

でも、酒を飲むことでネガティブな見方を解消してくれる。そんな働きがあると考えられますね。これによって、苦手な人物との心理的な距離を縮めることも可能になるのではないでしょうか。

羽仁先生のお話を私なりに解釈すると、こんな感じになるでしょう」

羽仁「くりかえしになりますが、距離のあった人たちを近づけ、遠い愛をもたらしてくれるもの。人と人の間でそうした微妙な働きをしてくれるものが、いい酒なのでしょう」

大井「銀座で飲んでいてはそうはいかない？」

羽仁「そうですね。銀座はいけません（笑）。

というのも、銀座で客の話し相手になってくれる女性というのは、僕らの仲間ではないんですな。ときには親しくなって仲間になってくれる女性もいるでしょうが、それは稀であるはずです。客と話をして、客を慰労することを仕事としているわけですから。

これでは、客と女性の間に距離があり過ぎて、ここで話してきたような親しみを取り結ぶような関係はできにくいでしょうね。ときに、酔っぱらって相手の女性が近しく感じられることもあるでしょうが、それは勘違いに過ぎなかったりしますからね。

……僕は……かなりぼうっとなってきました（笑）」

夫人「だいぶいただいていますものね」

ウサギが教えてくれたこと

大井「もう一度、本のお話に戻りますが、この本で描かれている先生の感受性というものは素晴らしいと思うのです。

小学校でウサギを飼う話があります。私はこの件《くだり》を読み返すたび、感心し、感激してしまう！」

羽仁「(笑)。しかしですね、社会に出ていったときには、そうした感受性などといったものは、実は、大変邪魔になるものなんですな」
大井「確かに日本の教育制度自体、そうした個人の感受性、また、個性をのびのび生かすといったものではありませんね。
学校を卒業し、会社に入ったあとも似たようなものかもしれませんね。日本の会社においても、そうした傾向は変わらないものでしょう。組織に所属した各自が個性を生かすといった形で機能している会社は少ないんじゃないかと思います。
個人がのびのび仕事をすることが会社の利益にもなる。日本の会社では、そうした考えかたは根付きにくいのかもしれませんね」
羽仁「そうですね。そういう面は日本にはまだあるのかもしれませんね。そうした個性的な要素はふだんは隠されている。しかし、それが、酒を飲むと表に出てくることがあります。
普通の会社員にも、面白い人がいますよ。いい酒を飲むと、ふだんは押し殺していた面白いところが出てくるんでしょうな」
大井「しかし、それでいいのでしょうか。私は以前から、日本のこうした教育制度や会社組織の在りかたには疑念を抱き続けてきました。

日本はかつて世界のトップに立ったことがあります。

しかしそれが日本にとっていいことであったか。この点についても、今も私は疑問に思っています。

残念なことに、当時の日本は、確固たるオリジナリティがあって世界のトップに立ったというわけではありませんでした。

日本が優れていたのは与えられたものを上手に使いこなす力といえばいいでしょうか。

それはそれで素晴らしいことには違いなかったのでしょうが、これは、オリジナリティを生み出す力とは別物の能力でしょう。

オリジナリティがないのに世界のトップに立ってしまったことは、日本の不幸であったと思うのです。

そして現在も、この日本にオリジナリティを生み出す力というのは依然としてほとんど存在していないと私には感じられます。

このオリジナリティを生み出す力というのは、いい換えれば、ゼロから考える力といえばよいでしょう。このためには根底から物事を疑い、考え抜こうという意志がなければならないのだと思います。

こうしたことを日頃から考えている私自身が驚かされたのが、先ほどもふれた羽仁先生のウサギの話なのです。

小学校で飼っていたウサギが、突然、どんどん死に出します。繁殖に成功し、数を増やしていたはずなのに、一匹一匹と死んでいくのです。

その原因がわからない。ほかの当番の子供たちは気味悪がって、ウサギ小屋に入ろうともしなくなります。小屋の掃除を誰もしなくなり、羽仁先生だけが中に入って世話をすることになるのです」

羽仁「そうでした」

大井「図書館で調べてもわかりません。小学校の先生がたに訊いて回っても、みな、首をひねるばかりでした。近くに、若い生物学者がいたので訪ねて行くと、神奈川県に農事試験場があるというので、翌日、先生は出かけるのです。

ウサギの亡骸《なきがら》を南京袋に入れて、バスや電車を乗り継いで、はるばる神奈川県まで出向きます。ようやくたどりついた農事試験場で調べてもらったものの、しかし、ここでも原因がわからなかったのですね」

羽仁「ガッカリしましたよ」

大井「そのように率直に書いておられますね。

そして、先生はウサギの亡骸の袋を抱えて、長い道のりを帰っていくのです。

このときのことを先生はこう書いています。

『どこにも頼れないのだ。自分でやれることを必死でやるしかない』

と。その後、梅雨が終わるころ、原因不明のウサギの病はだんだん収まっていきます。

ふり返って、先生はこう結論付けます。ウサギの数がふえすぎたことと、長雨が重なったことがよくなかったのではないかと。

その後は、赤ちゃんが生まれるたびに、もらってくれる家を探し、ウサギの数を調節することで、病気を予防することができたのです。

私が最も感動したのは、『どこにも頼れないのだ。自分でやれることを必死でやるしかない』と覚悟する羽仁少年の姿です。

まさにこの少年は、誰にも頼らずゼロから考えようとしているのです。そうした意志が、その後の先生の活動の一つの大きな原動力になったのだとさえ思います。

しかも、それは、たんに羽仁先生個人の問題ではなく、我々日本人が真剣に向き合うべき問題であると感じています。

このようにゼロから考えようとする少年を一人でも多く生み出すことが、今後の日本のオリジナリティにつながる。そういっていけないでしょうか」

義務教育は週三日でいい

羽仁「教育の問題でいえば、僕はかつて、『義務教育は週三日でいい』と主張したことがあります」

大井「『義務教育は週三日でいい』ですか？　面白そうなお話ですね」

羽仁「それは、結局、教育とは何かという大問題につながってしまうわけですが、簡単にいえば、教育とは、一つには、人間がそれまでに獲得してきた知恵や力を、子供たちに伝えることでしょう。また、一つには、子供たちの中にある能力の芽を育てて、新しい知恵や力を作り上げることです。

これらが、教育の大きな二つの柱です。

今日の先生のお話でもふれられていますが、子供の自由な表現力や創造力を伸ばしたり、主体的な体験を与えたりすることは、これまでの日本の教育ではうまくいっていない。

戦後の教育というのは、この二つの柱のあいだで、動揺をくりかえしてきたのです。しかも、動揺をくりかえすばかりで、二つの柱を教育の中でうまく配置することができなかった」

大井「なぜうまくいかなかったのでしょう？」

羽仁「この二つの要素を雑然と混合させたまま、教育を行おうとしたからではないでしょうか。

人間がすでに獲得した知識は、体系的に学ばなければ、決して正しく理解できないものが少なくありません。こうした知識を、子供の自発的な意欲や努力に任せて、たとえば、子供の身近な生活体験に沿ったもので教えようとしたことがあります。昔の生活単元学習のようなやりかたですね。しかし、こうしたやりかたでは、雑然とした知識の寄せ集めを与えるだけに過ぎません」

大井「たんに子供の自発性ばかりに任せるだけではなく、体系的な教育方法も、一方で、必要であるということですね？」

羽仁「ええ。いくら創造力を発揮させたり、表現力をはげましたりしても、子供がすぐに大人も驚くような大発明や、大創造を行うということは、まず、ありません」

大井「確かにそうです」

羽仁「発明や創造は、多くの場合、創造的な思考のエネルギーが、体系的な知識とぶつかって反応を起こしたときに生じるものですね。だから最終的には、教育の持つ二つの面が一つに結びついて、より高い効果をあげることになります。

しかも、この二つの側面は、異なった性格を持っています。

体系的な学習能力と個性的な創造力・表現力とを、それぞれ、まず相当なところまで伸ばさなければなりません。そのうえで、はじめて、両者が対立しあって、より優れたものが生み出されるのだと思います。

ですから、はじめから、教育の二つの柱をゴチャゴチャにしていたのでは、結局、他人の口真似しかできないような、のっぺらぼうの子供が育つばかりではないかと思うのです。

それは、先生がさきほどいわれた、日本のオリジナリティのなさとも通じるところがあるでしょう」

大井「では、この二つの柱をどうやってうまく両立させることができるのでしょうか」

羽仁「そのとき僕が提案したものが、学校には、週に半分しかいかないという方法です。その週の半分では、徹底的に体系的な学習をします。数学、言語、諸科学の成果を学ぶのです」

大井「それだけのことを週三日で習いきれるかという反論が出てきそうですね？」

羽仁「出るでしょうな（笑）。しかし、そんな心配は無用だと僕は思っています。

ダラダラと長いあいだ勉強するよりも、短い時間、真剣に勉強したほうが効果的であるということは、多くの人が賛同してくれることではないでしょうか。

人間の学習が、単純に学習時間の量だけで測れるなら、落第を重ねた人間こそ、学校にいた期間が長いだけ、他人より物を知っていることになってしまうではないですか」

大井「すばらしい理屈だ（笑）」

羽仁「三日間に集中して、大胆な学習時間割りを作りあげ、生徒を集中させて、頭脳を効果的に働かせることができれば、はるかに高い成果を得ることが可能なのではないでしょうか。

また、コマ切れの時間割りを撤廃して、もっと体系的な学習を行うのです。そうすることで、体系的に思考するよろこびを得られるようになるでしょう」

大井「では、残りの時間はどのように使うのでしょうか？」

羽仁「徹底的に反対のことをするのです。本来なら、週の残りの日数は、自然の中で、さまざまな動物と共に暮らしたり、文字通り、子供たちの創造的思考を伸ばすべく、自主的な行動を行うことが望ましいわけですが、残念なことに、今の日本には、そうしたことが可能になる場所はほとんどないといっていいでしょう。

そこで、週の残りの時間は、子供たちが、やはり、学校にやってきて学校を舞台にした、さまざまな遊びをすることを僕は提案しました。

その場合、教師は全く立ち会わないか、あるいは、立ち会うなら、そのような子供の自発的行動に、つねに新鮮な驚異の眼を持つ人間として、立ち会わなければなりません。

助言や知識は、子供たちのほうから求められたときだけするべきで、それもできるだけ少なくしたほうがいいでしょう。

子供たちがみずから苦しみ、創り上げる過程でプラスするものにとどめるべきでしょう」

大井「そうした遊びの中で、子供たちが自ら苦労することで、何か新しいものを生み出すと?」

羽仁「そんなにはうまくいかないことが多いと思います。

子供の内面的な生命から出発した創造や表現は、必ずしも、いわゆる新しいものにはならないでしょう。

しかし、それは子供たち自身、いや、それだけではなく、子供たちが作る未来のためにもなるのではないかと思っています」

大井「そうした教育制度ができれば、まさにワクワクするような成果が生じてきそうですが、現代の日本で、それが可能でしょうか」

羽仁「……そうですね……やはり無理かもしれませんな（苦笑）」

第四節　酒と芸術

酒は人を芸術家に変える

羽仁「また、酒の話に戻りますが、思うに、酒を飲むというのは娯楽ではないと思うのです」

大井「単なる楽しみではない？」

羽仁「というより、生きていく上での大切な部分であると考えたほうがいい」

大井「生活の一部であると」

羽仁「ええ。だからこそ泣き上戸や怒り上戸になってしまってはいけないはずですし、大切にしないといけないものだと思います。

いい酒を飲むことで自分が解放される。

といっても、僕がいいたいのは、たんにそれは抑制が取れるということではないのです」

大井「抑制が取れるのではなくて――?」

羽仁「解放されることで、目覚めるものもあるはずです。

こうした意味では、飛躍した言いかたになりますが、酒というのは、ちょっとインターネットに似たところがあると感じています。

近年、中東ではインターネットによって、革命が広まりつつありますね。

それには、ある種の伝染性がある。

インターネットという新しい通信手段を通じて、人々が抑制を解かれ、言葉は悪いですが、伝染病のように広がって、目覚めた人々がしだいに解放へと導かれていくわけです。それと似た性格が酒にも存在するように思います。

酒は人の抑制を取り、解放し、別なところへ連れ出してくれる。

それは、たとえば……僕はこれまでに文字通り芸術家と呼んでいいような人とたくさん出会ってきました。そうした付き合いの中で思ったことがあります。

それは、芸術家を特別視してはいけないということです。

芸術家が特別な人間であるかのように見なしたり、特別扱いするべきではないと思うんです」

大井「なぜそのようにお思いになるのでしょう?」

羽仁「人間というのは、本来、万人が芸術家であるからです。むろん全員が実際に芸術家になってしまうと、世の中が成り立ちません。

やっとこのごろ、僕もそういうことがわかってきました。

元来僕は非常に夢見がちな人間なので、そうした世の中の原則というものがなかなか理解できなかったのです。全員が芸術家でもいいじゃないかと思っているところがありました。

しかし、そんな僕も、奥さんに、『あなたは夢ばかり見ているからダメなんです』と厳しく躾《しつ》けられましたから、最近ようやくわかってまいりました(笑)」

大井「(笑)。ここは笑うところではありませんね」

羽仁「そんなわけで、世の中には、芸術を商売にする人と商売にしない人、二種類の人間がいる。しかし、芸術を商売にしていない人の中にも、芸術性が眠っていると僕は思うのです。

その眠っている芸術性をときどき揺り起こしてやるといいのではないか。

それは、きっとその人のためにもなるに違いありません。眠っていた芸術性が揺り起こされることで、その人自身がそれまで経験したことのなかった幸せを感じることができるかもしれないのです。

そして、この芸術性を揺り起こしてくれるのが、アルコールと夢ということになります。夢というのは、どんな前衛芸術よりもアヴァンギャルドな空間がその中に現出したり、荒唐無稽なストーリーであることが少なくありません。

ただ残念ながら、夢は、僕らが好きなときに見ることができません。一方、アルコールのほうは、酔いによって眠っている芸術性を揺り起こしてくれるのです」

大井「では、私の中にも芸術性が眠っているかもしれませんね」

羽仁「もちろんです。ときどき飲んでいるとき、大変面白いことを言う人がおりますね。それも、ふだんはそんなウィットなどを必要としない、非常にまじめな仕事をなさっているかたが、酔うと面白いことを言う。

そういうのも、よい酒によって、その人自身が瞬間的に芸術家になっているのかもしれませんな」

大井「それこそプレミアムウイスキーの力で意識が高められ、思考が滑らかに動き出しているのではないでしょうか」

羽仁「そうともいっていいでしょう。いい酒を飲むというのは、言い換えれば、勉強の時間なのです。

僕たちは酒を飲むことで、よい時間を過ごします。

考えているうちに、いろいろな思いつきが浮かんでくる。こうしてかけがえのない、よい勉強をすることがある。

このような酒の効能は若い人だけに限るものではないでしょう。中高年以降も、酒を飲んで勉強していいはずですね。

いや、年をとってきてからのほうが価値がある。中年も、老年も、どんどん酔っぱらって、芸術家になったほうがいい」

大井「本当にその通りですね」

脳は年老いない!?

大井「脳科学の側から見ても、今、先生がおっしゃったような体験は、年をとってきてからのほうが大変重要であると思います。

脳は、加齢によって、どんどん神経細胞が死んでいって、働きが悪くなっていく。そうした脳の老化のイメージが一般に定着しています。確かに神経細胞の数が減少していくのは事実です。

ただ、だからといって、加齢によって脳が衰えていく一方かといったら――」

羽仁「決してそんなことはないと？」

大井「そうなんです。それに、たんに神経細胞の数が減っていくことが脳の老化の証拠のように受け取られてしまっていますが、実は、そんな単純なものではありません。

重要なのはニューロン同士がつながってできるネットワークです。そして、このネットワークは年をとっても、増やしていくことができる。

いってみれば、脳においては、むしろ、ある年齢を超えてからのほうが成熟していく部分がある。それがニューロン同士が作るネットワークです。これをどんどん成長させることで、単純に神経細胞の数が減っていく脳の老化をカバーすることができるのです。

ですから、定年を迎え、第二の人生を始めようというかたたちは、ぜひ希望を持っていただきたい。

『この時期こそ、これまで培ってきたあなた固有のニューロンを伸ばすべきときなのです』と、定年を迎えたみなさんに語りかけたいですね。

もちろん定年後においても、興味を持って、どんどんニューロンを伸ばしていけば、ネットワークがつながり、脳の機能もよりいっそう高まっていくのです。

この意味では、いい酒を飲んで、脳の回路をよく回すことも脳の老化防止のためにお勧めです」

羽仁「高齢者も希望を失ってはいけないということですね」

大井「それどころか、若者が、高齢のかたに絶対に勝てないものがある」

羽仁「それはなんでしょう？　なんだろうか？」

大井「それは、経験です」

羽仁「なるほど……経験」

大井「経験とは、記憶の中に残された大切なネットワークです。このネットワークの中には非常に豊かな富が眠っています。

ですから昔から関心を抱いていたことや、興味を抱き続けてきたことは、しっかりとしたネットワークができています。そうやって培っておいたネットワークが組み合わさっている脳の部分は、年を取ったのちも、いよいよ伸ばせるのです。

ましてや羽仁先生のように、これまでに、たくさんの素晴らしいお仕事をしてきて、繊細な感受性を持ち続け、多様な事柄に強い関心を抱いてきたかたの場合、脳の中には、伸ばすべきネットワークがたくさん存在しています。それは、今後も伸ばしていけるはずのものなのです」

羽仁「僕だけではなく、僕らの世代にとっても、勇気づけられるお話ですな」

大井「ええ、そうなんです。そうしたかたたちに元気になってほしいと思います。これからの日本は、いよいよ超高齢化社会を迎えるわけですから」

入学試験に落第した話

大井「日本の社会というのは、個人の能力をのびのびと発揮することが非常に難しい社会だと思います。出る杭は打たれる、ではありませんが、みなが横並びの思考に支配されています。

そういう日本社会の中で、やはり、羽仁先生のようなありかたは大変珍しい。

羽仁先生は、横並びの思考とは全く無縁に、自分の能力をのびのびと伸ばしてこられた。

もちろん、それには、羽仁先生ご自身の個性や能力自体が素晴らしいものであったことはいうまでもありませんが、幼い頃は、やはり、ご両親の影響があったに違いありません。

そして、その後は、奥様のお力も大きかったのではないかと私は感じています」

夫人「いえいえ。ただ、羽仁が幼い頃からのびのびと生きてきたようなイメージは、大井先生に限らず、多くのかたがお持ちになっているのかもしれませんね。

ですが、羽仁のために少し弁護すれば、羽仁もけっこう苦労しているんです。

入学試験でも落第しています。それは、本人にとってもショックであったと書いていますね」

大井「著書にもそうお書きになっていますね。小学校の入学試験に落ちたお話ですね」

羽仁「なにしろ昔のことですから、普通は小学校の入学試験などでは落とされたりしないのです。しかも僕の場合、惜しくも落とされたわけではないんですね。

この子はとても小学校の勉強についていけない。

知的障害だから、そちらの学校に行ったほうがいいと判断されて落とされたのです」

大井「しかし一方で、羽仁先生は幼稚園時代に、トルストイの『戦争と平和』を読んでいたという逸話もあるくらいでしょう？」

羽仁「それとこれとは別なんですな。本が読めたからといって、目の前の現実にうまく対応できるかと言ったら、決してそんなことはないわけです。

とくに僕なんかの場合、幼いころは全く対応できなかった。

入学試験では、大小二つのキューピー人形が目の前に出されて、この違いを説明せよ、という問題が出されました。

僕は考えこんでしまった。まさかその正解が、二つのキューピー人形の大きさの違いだけだとは思わなかった。

なにしろ、ひげの生えた大人の人が、僕の前に偉そうに座って、このようにもったいつけた質問をするのですから、何かきっと僕の気づいていない重大な違いがあるに違いないと思ったのです」

大井「それで考え込んでしまったのですね」

羽仁「思い余った僕は、その二つのキューピー人形を金づちで壊してしまうのです。

中にきっと違いが隠されているのではないかと考えて。

で、学校のほうでは、いよいよこの子は、粗暴なうえに変わっているということで落とされたのです」

大井「面白い。いやいや、面白いといってはいけないのでしょうが、大変に興味深いお話ですね。先生の行動は、何事も杓子定規に解釈したがる大人にとっては理解できなかったのでしょう」

羽仁「そこの学校はそもそも、僕の祖父母が作った学校でしたから、その後裏口入学のような形で入れられたのです。

僕自身はいつもそんな調子でした。

小学校時代はまさに落ちこぼれでしたね。学校に行くのがいやでいやでしかたなかったんです。登校途中にランドセルを落ち葉の中に隠して、林の中でカブトムシを観察したりして、学校をサボったものです。

学校から自宅に問い合わせがあると、僕が家を出たのに学校に行っていないということがすぐにバレてしまいます。

すると、優等生の子が、僕の立場からすれば、たいへんおせっかいな生徒が林にやってきて、たちまち僕を見つけてしまう。

先生の前に引き出された僕は、『どうして学校へ来なかったんだ』と問い詰められる。どうしてもなにも、行きたくないから行かなかっただけなのですが、子供ですから、なかなかそうはいえないのですね。『実はおなかが痛くて』などと、僕は真っ赤な嘘をつくのです。

そんな情けない言い訳もひっくるめて、僕は落ちこぼれだったのですね」

大井「そういう時期もあったのですか」

羽仁「のちに記録映画を撮ったとき、僕は、僕のような落ちこぼれの側から世の中を見たらどんなふうに見えるだろう、そうした視点から映画を作ったのです。教師からも迷惑がられていた子供の側から映画を作ったのです」

大井「それこそオリジナルなものだ！」

羽仁「さきほど先生は僕の子供時代を称揚してくださったが、私の場合、子供時代は、そんな落ちこぼれた話ばかりです。

そうしたわけで、決して優等生ではありませんでしたから、大人になってからも、あの画家の山下清さんに妙に気に入られたりもしました」

大井「あの放浪の画家であられた山下さん？」

羽仁「ええ。僕がまだ二十歳を少し過ぎたばかりのころですから、もう何十年も昔の話です。

どういうわけか山下さんが僕のことを気に入ってくださって、ラジオで対談をすることになったのです。

おそらく山下さんのお気持ちからすると、僕は山下さんと同じ仲間で、なにより頼りなく見えたんじゃないでしょうか。山下さんは僕に説教したかったらしい。

ご存じのように山下さんには吃音《きつおん》がありましたが、僕もそうでした。アフリカにいるうちに治ったのですが、最初はスワヒリ語でもどもっていました。

そのラジオ対談は好評だったようです。あんなにしゃべった山下さんは初めてだといわれたことを覚えています。

その後、僕はそのラジオを聞いた友人に感想を聞いてみたんですよ。すると、『どっちが山下清で、どっちが羽仁か、全くわからなかった』と」

大井「いいお話ですなあ（笑）」

郵便はがき

料金受取人払郵便

小石川支店承認

1186

差出有効期間
平成25年3月
31日まで

112-8731

東京都文京区音羽二丁目
十二番二十一号

講談社
ジャーナル・ラボ　行

★この本についてお気づきの点、ご感想などをお教え下さい。
(このハガキに記述していただく内容には、住所、氏名、年齢などの個人情報が含まれています。個人情報保護の観点から、ハガキは通常当出版部内のみで読ませていただきますが、この本の著者に回送することを許諾される場合は下記「許諾する」の欄を丸で囲んで下さい。

　このハガキを著者に回送することを　許諾する　・　許諾しない)

TY 000059-0907

愛読者カード

今後の出版企画の参考にいたしたく存じます。ご記入のうえご投函くださいますようお願いいたします（平成25年3月31日までは切手不要です）。

お買い上げいただいた書籍の題名

a　ご住所　〒□□□-□□□□

b　お名前《ふりがな》

c　年齢（　　　）歳

d　性別　1 男性　2 女性

e　ご職業　1 大学生　2 短大生　3 高校生　4 中学生　5 各種学校生徒　6 教職員　7 公務員　8 会社員（事務系）　9 会社員（技術系）　10 会社役員　11 研究職　12 自由業　13 サービス業　14 商工業　15 自営業　16 農林漁業　17 主婦　18 家事手伝い　19 フリーター　20 その他（　　　　　）

f　本書をどこでお知りになりましたか
1 新聞広告　2 雑誌広告　3 新聞記事　4 雑誌記事　5 テレビ・ラジオ
6 書店で見て　7 人にすすめられて　8 その他（　　　　　）

g　定期的にご購読中の雑誌があれば教えてください（複数回答可）

h　雑誌をお買い求めになる際、よく利用する場所を教えてください
1 書店　2 コンビニエンスストア　3 駅の売店　4 スーパーマーケット
5 インターネット　6 その他（　　　　　）

i　最近、お買い求めになった本でおもしろかったものの書名を教えてください（複数回答可）

j　雑誌や本で取り上げてほしい著名人がいましたら教えてください
（政治、経済、社会事件、芸能、スポーツなど、ジャンルを問わず）

k　よく見るテレビ番組は何ですか

教育は愛

大井「先ほどの羽仁先生が入学試験に落第したお話に戻りますが、どうすれば教師が子供の才能を見抜き、伸ばすことができるかというのは、考えれば考えるほど難しい問題のように思います。

著書を拝見し、いまお話をうかがったわけですが、もしも私が仮に、小学校の入試面接の審査役であったり、担任教師であったりした場合、私は、羽仁少年を見たらどう判断するか。

私は、この少年の才能を見抜くことができるでしょうか。

逆に、キューピー人形を壊してしまったり、学校をサボったりというところに協調性や社会性の欠如を見出し、「×」をつけてしまわないだろうか。

もちろん私自身は、子供の才能をできるだけのびのび伸ばすことを研究の目標の一つとしている立場です。

ですから当然ながら、羽仁少年の中に眠っている可能性に気づき、それを導き出してやらなくてはならないはずですが、どうなるか、ちょっと自信がありませんね。

また、羽仁先生に限らず、こうした少し規格からはずれた子供たちをどう育てるかというのも、現在の教育現場が対応できていない問題かもしれません」

羽仁「小学校に入ってみて、僕は驚いたことがあります。僕のような落ちこぼれの少年もいれば、まじめな優等生もいる。可愛さ一杯で、大人気の少女もいる。子供というのは、じつに、さまざまなんですな。その中に、なにか不幸があったらしく、突然先生に殴りかかっていく子がいました」

大井「そのとき先生はどう対応したのでしょう?」

羽仁「先生は小柄な中年の女性でした。

ところが、この人が実に不思議な喧嘩の達人なのです。デカイ男の子が殴りかかっても、ヒョイと押さえてしまう。二、三人が暴力をふるったときも、じつに軽々と組み伏せてしまわれました。

しかも面白いのは、しばらくはこんな乱闘が毎日のように続いたのですが、そのうち、暴力しか知らないように見えた少年たちがひどく先生になつき始めたのです。そういうなつきかたを知りませんでしたから、僕は、とても感心しました。

そのとき、そこにあるのは、純粋な『愛』というものかもしれない、と僕は生意気にも感じたのです。

この不思議な『愛』というものが、『教育』という場を作るのだと僕は考えています。僕自身は、愛などというと、ごく少数の人にしか感じません。

ところが、その先生は違うんですな」

大井「もっと広く愛してくれるのですね」

羽仁「ええ。そういってもいいかもしれません。あらゆる生徒の中にかくれているものを見つけようと、燃えるような情熱を発揮されるのです。

あのとき先生に殴りかかっていった大柄な男の子は、現在、会社を退職したあとも、人事関係のコンサルタントとして活躍しています。

職場になじめずに、いくつかの職場を脱落した人たちが、彼のおかげで蘇った話を何度も聞いています。

小学校のころの乱暴者は、こんなに心優しい紳士に変わっていたわけです。

近代の学校という制度は、そもそも、このような『愛』から誕生したものではないでしょうか。耳も聞こえない、眼も見えないヘレン・ケラーが立派な社会福祉事業家にまで成長できたというのも、その一つでしょう。

子供の中にそれぞれ固有の人間性を発見し、それをつかまえたら放さない厳しさで育ててくださった多くの先生たちがいて、それがだんだんと今日の学校を生み出してきたという事情があります。

頭でっかちの子供だった僕には、あまり学課は役立ちませんでしたが、この『愛』のおかげで、人間として欠けていたものをずいぶん補ってこられたように思うのです」

大井「愛が学校を作った！　現代の学校もほんとうにそのようになるといいのですがね」

羽仁「大事なことを忘れていました」

大井「なんでしょう？」

羽仁「（奥様のほうを向き）僕がいまあるのは、この人のおかげです。

こんな美しいかたが愛してくださったのですから、自分に自信が持てたのですし、たくさんの仕事を生み出すことができたのです」

大井「非常に美しくまとめてくださって、ありがとうございます。

蛇足ながら、付け加えさせてください。

私は、今回の対談において、羽仁進先生と奥様とごいっしょさせていただいて、楽しく酒を飲みながら、先生が次々とご自身の考えを披露される、つまり、お酒により思考が実現する現場に立ち会わせていただきました。

羽仁先生との対話からは、全く私が予想もしていなかった議論も出てきました。そして、その想定外の議論や提出された新しい視点は、私の考えていたステイタスブレインの概念を、もっと自由に、もっと幅広く拡充するものでもあったように思うのです。

先生の自由な発想や新鮮な視点が、私をもっと自由な領域に連れ出してくれた。このステイタスブレインという概念が、羽仁先生のおかげでより豊かなものになったと感じています。

今日は長時間おつきあいいただきまして、本当にありがとうございました」

●A. Positive PPS(+)の飲酒前後の変化

相違点

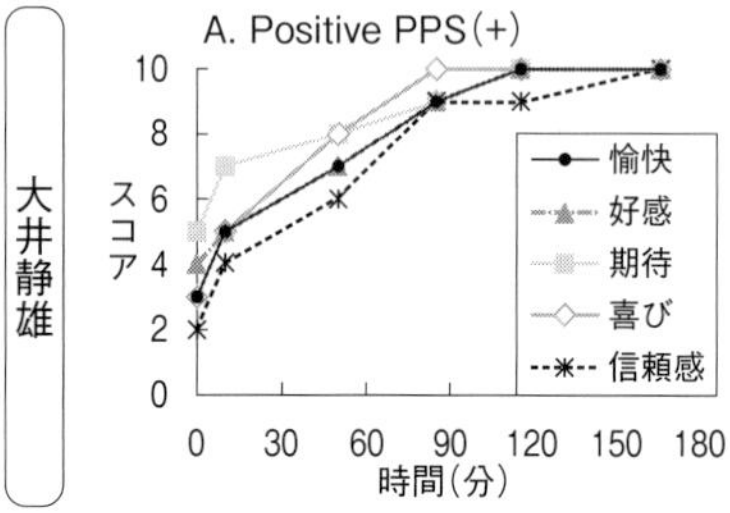

著者は、開始前はいずれの項目も5点以下であったが、テイスティング後に1〜2点上昇したことから、ウイスキーの香りを嗅いで、プラスの感情が高まったといえる。また、最初は信頼感が低かったが、終了時には満点であった。

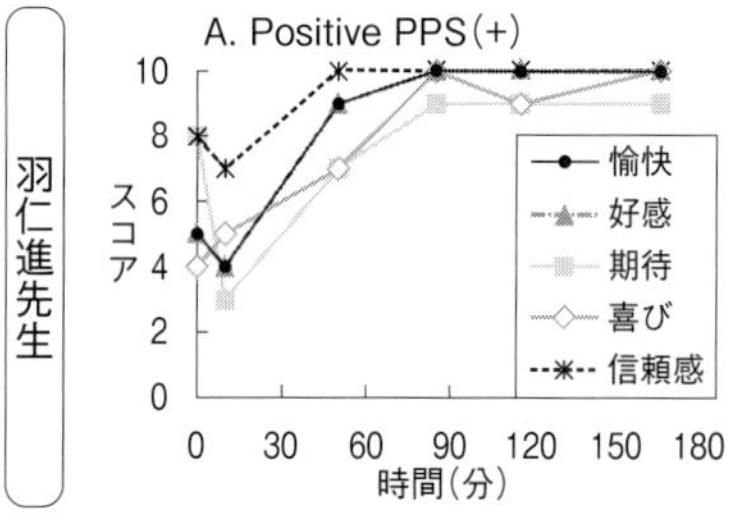

羽仁進先生は、最初、信頼感と期待は高めであったが、喜びや愉快な気持ちや好感が低く、一部はテイスティング時にも低下した。しかし、飲酒開始後はいずれも急激に上昇し、後半は高スコアが維持された。

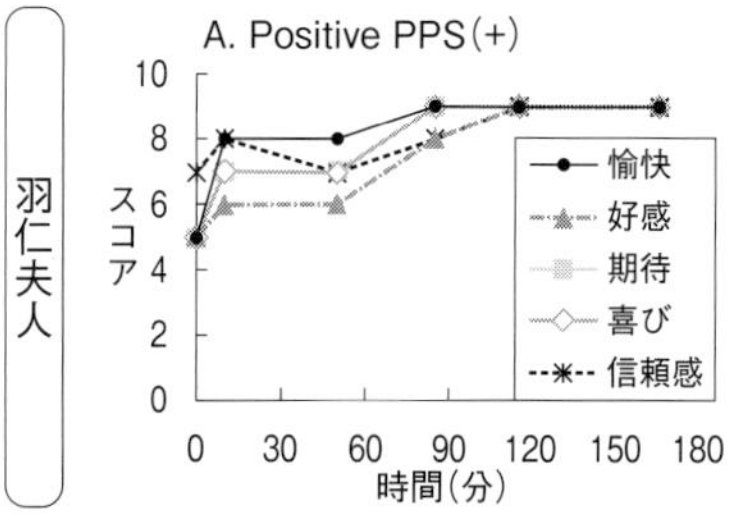

羽仁夫人は、開始時は信頼感が高めでその他は中程度であった。好感のスコア上昇が他の項目より遅れたが、概ね著者と同様のパターンで上昇した。

共通点

飲酒中、前半にスコアが上昇し、後半は高スコアが継続した。

●B. Positive PPS(+)の飲酒前後の変化

相違点

大井静雄

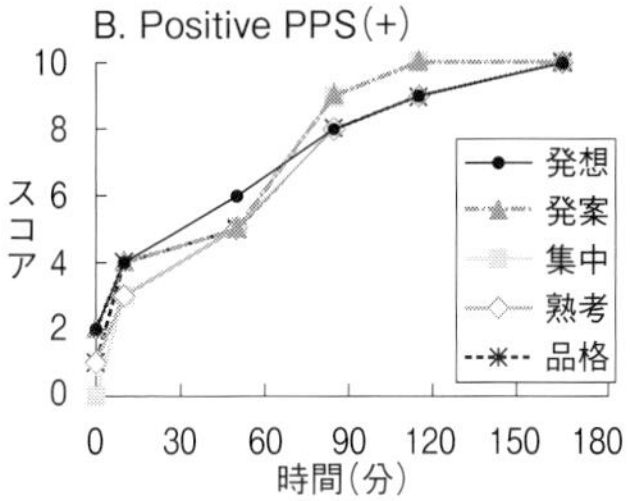

著者は、開始前はいずれの項目も2点以下であったが、テイスティング後に2〜3点上昇したことから、ウイスキーの香りを嗅いで、プラスの思考が高まったといえる。また、最初は集中力が低かったが、終了時には満点であった。

羽仁進先生

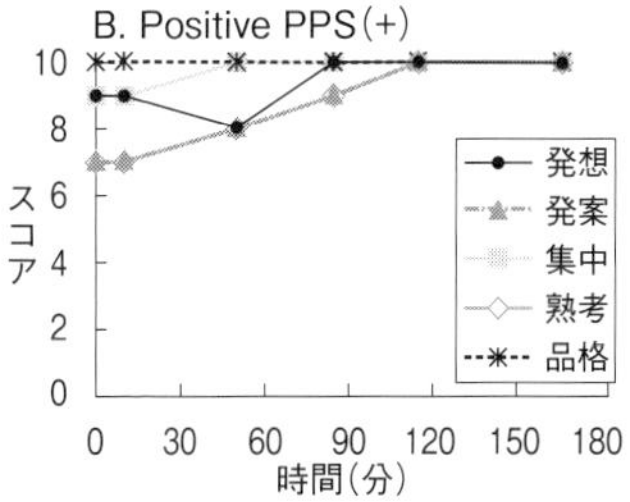

羽仁進先生は、開始時から全体的にスコアが高く、特に発想、集中、品格スコアは高いまま維持された。飲酒中に、発想のスコアが若干低下し、その後上昇したのは日頃と異なる発想への切り替えを表しているのかもしれない。

羽仁夫人

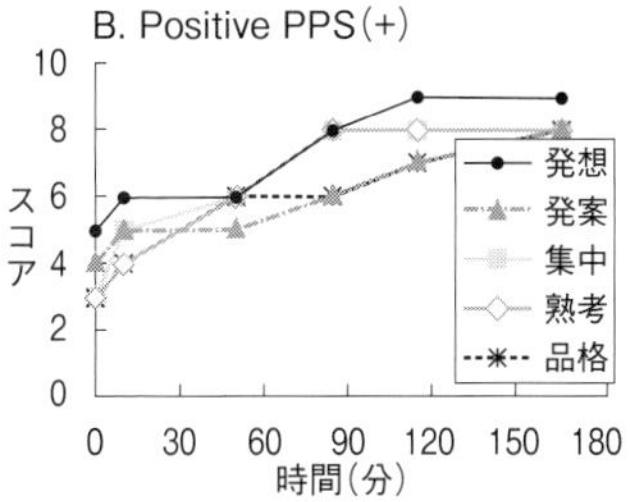

羽仁夫人は、3〜5点のスコアから開始し、飲酒終了時は8〜9点に上昇した。

共通点

飲酒中にスコアが上昇したが、もともと高い場合やゆっくり上昇する場合があり、感情のPositive PPS(+)(Aタイプ)に比べて変化の幅は広いものの、後半は高スコアに落ちついた。

●C. Negative PPS(-)の飲酒前後の変化

大井静雄

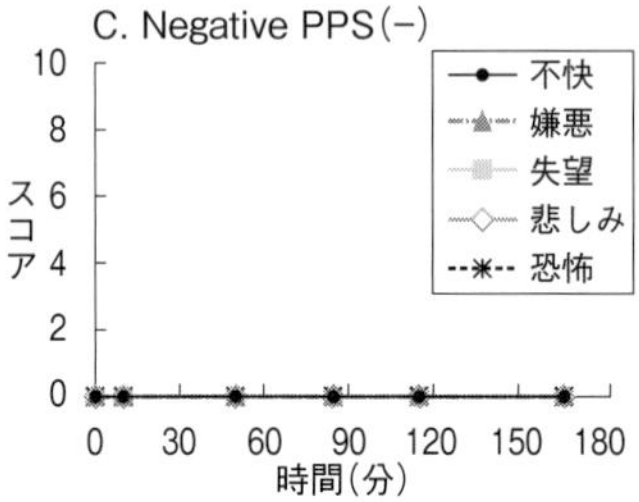

相違点

著者は、全測定ポイントでスコア0であった。

羽仁進先生

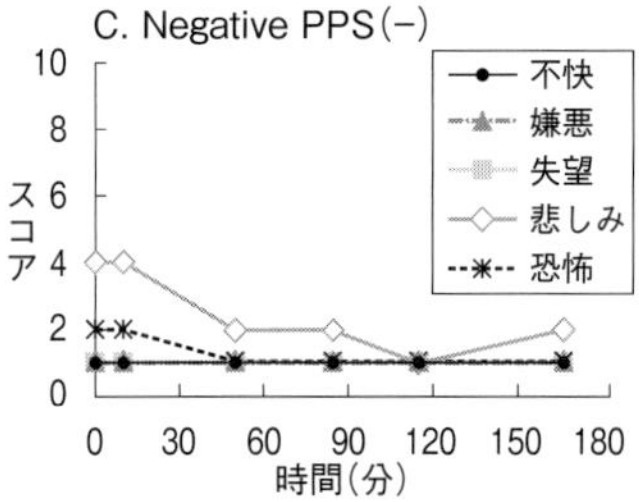

羽仁進先生は、開始時に2〜4点のスコアがあったが、いずれも飲酒中に低下した。

羽仁夫人

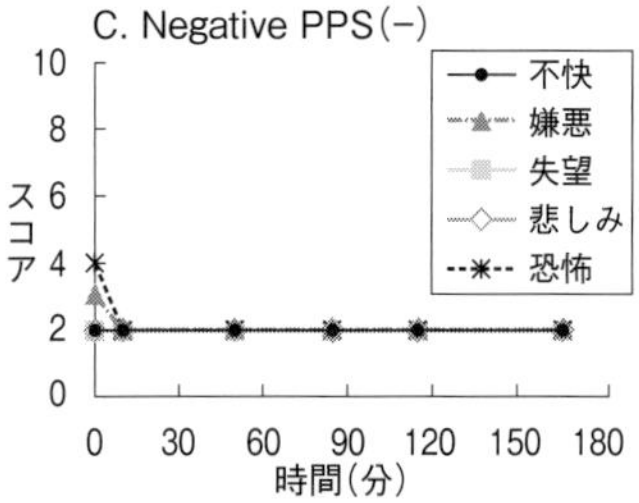

羽仁夫人は、開始時に嫌悪と恐怖のスコアが3〜4点であったが、その後、全ての項目・ポイントでスコア2であった。

共通点

飲酒中に上昇することはなかった。

●感性スケールA、B、C 各々の変化

大井静雄

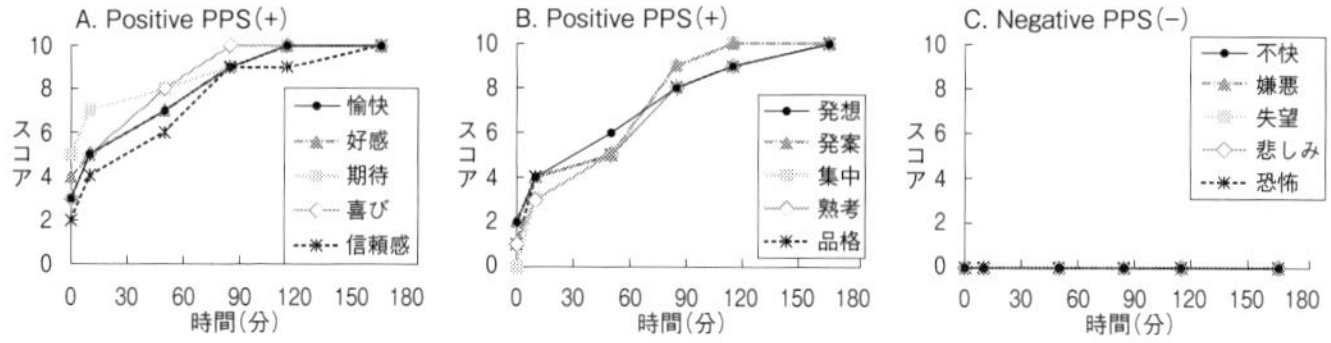

羽仁進先生

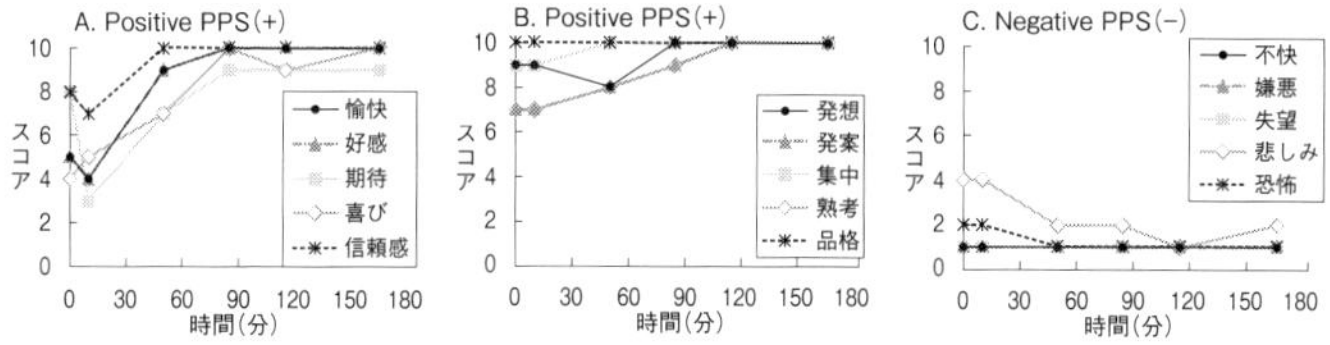

羽仁夫人

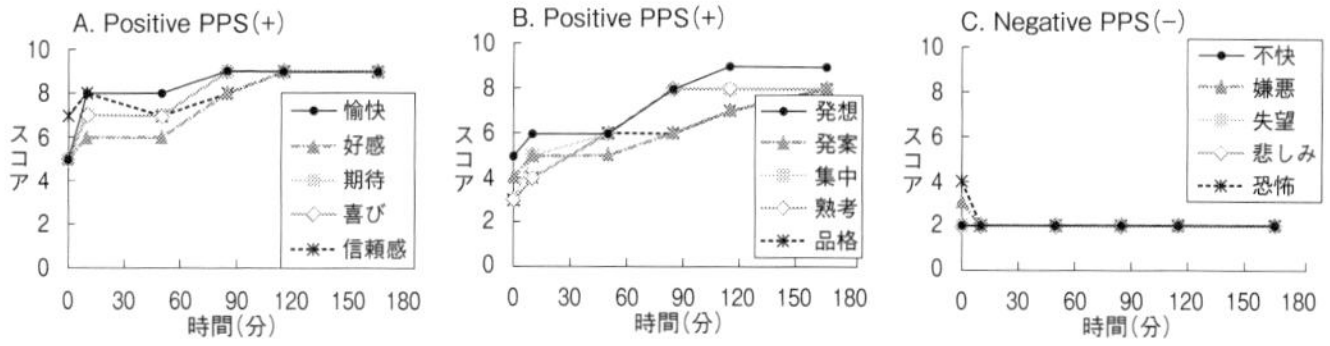

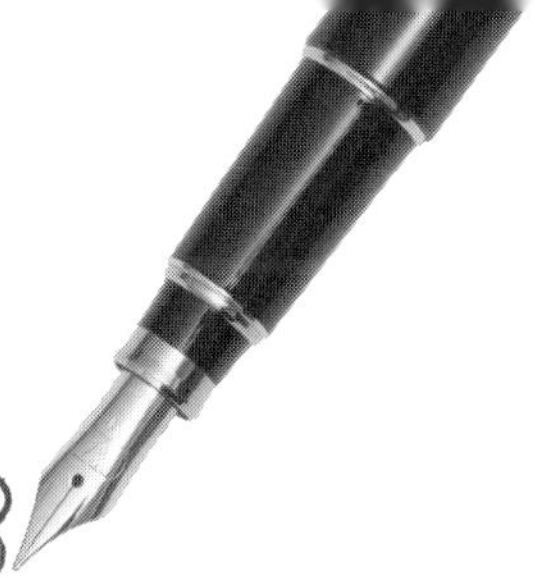

Chapter 3

第三章
ステイタスブレインが私たちに何をもたらすか

第一節　ステイタスブレインの条件

酔いの段階と脳機能

羽仁進先生との対談において、私は、飲酒量以外では、二つの値を計測しています。呼気中のアルコール濃度と、感性スケールです。

計測は、対談開始前、テイスティング時、それ以降は三十分を経過するごとに行われました。

まず、この二つの計測値について、詳しく解説しておきましょう。

呼気中のアルコール濃度とは、いうまでもなく、酔いの程度を測る指標です。

呼気中アルコール濃度を測ることで、血中のアルコール濃度の近似値を知ることができますが、一般的には、血中アルコール濃度に従って、酔いの程度がいくつかの段階に分けられています。

以下に、それぞれの段階について説明しておきます。

第一に、呼気中のアルコール濃度が、〇・一〜〇・二mg／Lの段階。これは、アルコール血中濃度でいえば、〇・〇二〜〇・〇四％にあたります。

一般的な酔いの状態としては、「爽快期」と呼ばれる段階です。

さわやかな気分になり、陽気になります。やや判断力が鈍ってきます。

二段階めが、呼気中のアルコール濃度が、〇・二五〜〇・五mg／L。アルコール血中濃度は、〇・〇五〜〇・一〇％。

「ほろ酔い期」といわれる段階です。

この段階は、文字通り、ほろ酔い気分になります。抑制が取れ、理性が徐々に失われます。体温が上がり、脈が速くなります。

三段階め、呼気中のアルコール濃度が、〇・五五〜〇・七五mg／L。アルコール血中濃度は、〇・一一〜〇・一五％。

「酩酊初期」の段階です。

自制心がなくなり、気が大きくなり、大声でがなりたてたり、中には、怒りっぽくなる人もいます。泣き上戸や笑い上戸になる人が出てきます。立てば、ふらつきます。

四段階め、呼気中のアルコール濃度が、〇・八〜一・五mg／L。アルコール血中

●まず「酔い」のステージを上げて対談をリードした（大井静雄）

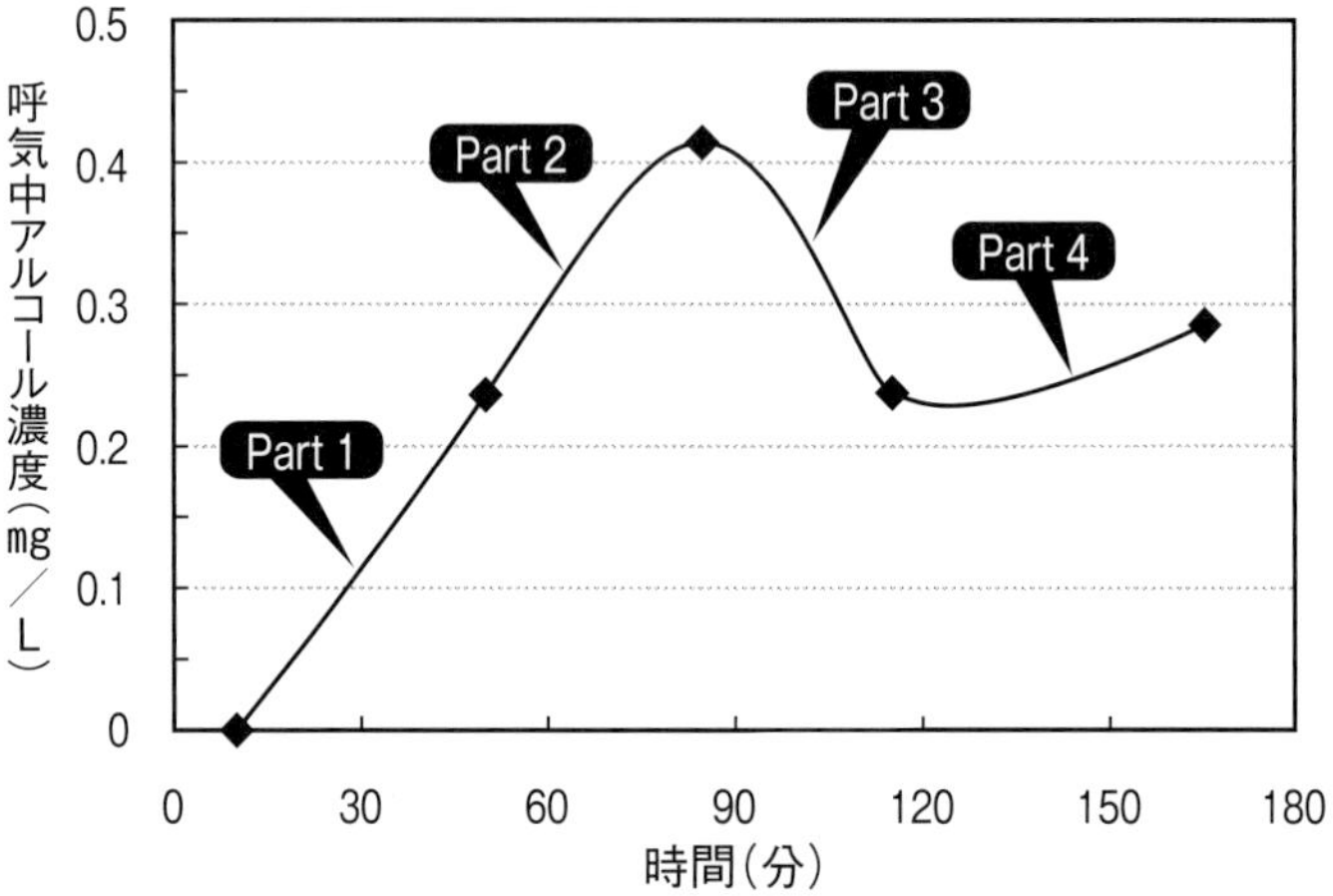

Part 1 酒、夢の力

■**いい酒とは？**

■**お酒を飲みながら考える**

・思考するとき、お酒はプラス

・感性（視覚・聴覚・味覚・嗅覚・触覚＝五感の受け止めかた）が、ポジティブに変わっていく

■**夢と酒の共通点**

・睡眠からの覚醒時と同様に、お酒を飲んであるレベルに達すると、スムーズな思考ができることがある

Part 2 2+2=4か？

■**なぜテレビがいけないか**

・テレビはバーチャル（仮想）の世界

・感性を養うのが幼児教育

■**可能性；発達脳科学から**

・脳のチャンネルはみな違う。固有のニューロンがある

・人には無限の能力がある

Part 3 遠い愛

■**チーターの子別れ**

・距離をおいたほうが愛情に深みがある、もっと思いが募る

■**ウサギが教えてくれたこと**

・日本の教育制度への疑念

・オリジナリティを生み出す力とは？

・羽仁先生のゼロから考える力

Part 4 酒と芸術

■**脳は年老いない**

・ニューロン同士がつくるネットワークは、年をとってからも増やしていくことができる

■**老年の富**

・経験とは記憶に残されたネットワーク

■**夫人が語る羽仁先生の幼少期**

●ゆっくりと酔いを深めながら語った（羽仁進先生）

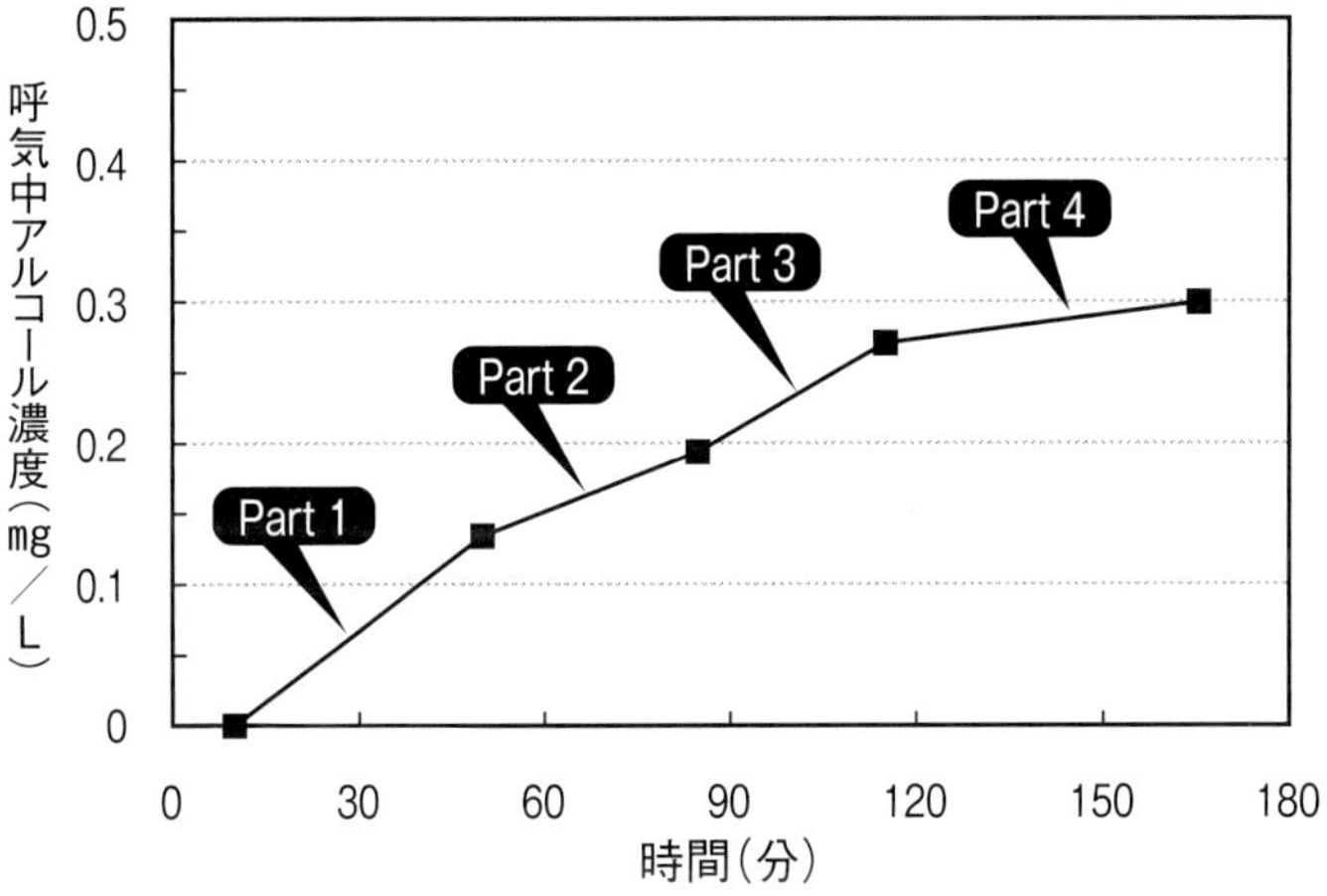

Part 1 酒、夢の力

■日常から非日常へ

・つくり手の思いや技術等、お酒の中に表現されているものを受け取ってゆっくり飲みたい

・葉っぱを見ていると葉っぱだけがすごく大きくなってくる（視野が限定され思考が集中する）

■お酒を飲みながら考える

・中国；独酌して陶然としている心境を詠んだ詩がある

・古代ギリシア；ゆっくり話し合う時はワインを水で薄め、激論の時は薄めない

■夢と酒の共通点

・時代の社会の常識にぴったり合っていない部分がある

Part 2 2+2=4か？

■英語とバイキング

・英語の論理性

■自由な発想と酒

・本当は大人もいろんないいもの・非凡な考えを持っている

・アルコールが、夢のように隠されたその人の可能性を教えてくれる

・お酒は人間をある瞬間子供に引き戻す

Part 3 遠い愛

■グウチと僕

・距離をおいて相手を尊重する

■ゆとりがふくらむ

・いい酒の力で、相手の言っていることが全部わからなかったのが、少しはわかってくる

Part 4 酒と芸術

■人間はみんな芸術家

・いいお酒をつくる人は、芸術家。応じる飲み手も瞬間的に芸術家になる

■酒の効用

・お酒を飲むのは娯楽ではなく、人間が生きる上での生活の大事な部分

・お酒を飲んで、自分が解放される。眠っていた自分の中の芸術家が目覚める

■夫人が語る羽仁先生の幼少期

■山下清の説教

●まず「酔い」の状態になりその場になじみ、楽しんだ（羽仁夫人）

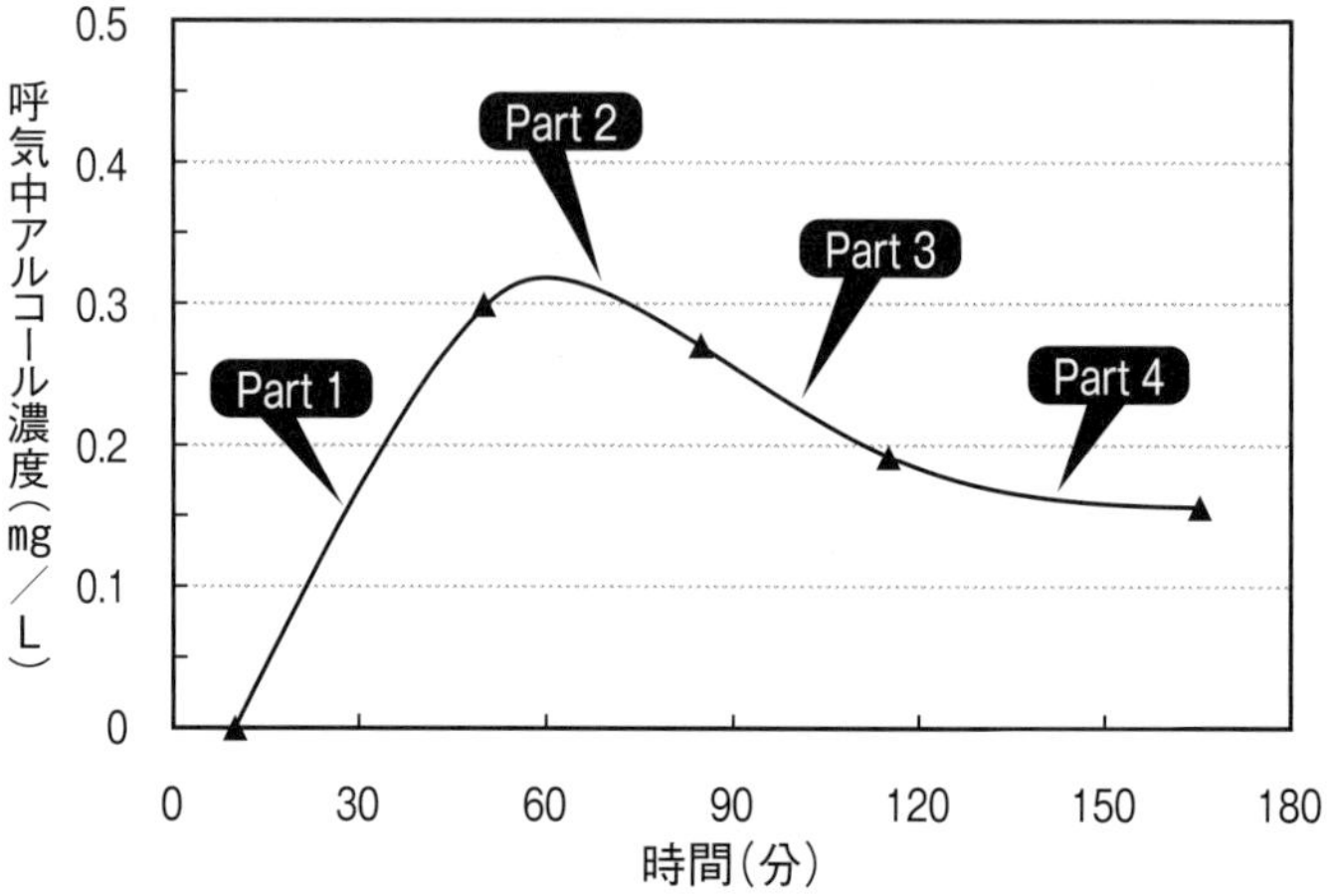

Part 1 酒、夢の力

■日常から非日常へ
■いい酒とは？
■夢の中の夫人

Part 2 2+2=4か？

■ある出版社の社長さんの話
■可能性；発達脳科学から

Part 3 遠い愛

■恋愛だけが愛ではない
■距離を縮める酒
■ウサギが教えてくれたこと

Part 4 酒と芸術

■夫人が語る羽仁先生の幼少期から現在まで
・小学校の入試に落ちたこと

濃度は〇・一六～〇・三〇％。

「酩酊期」の段階です。

千鳥足になり、何度も同じことをしゃべります。あとで聞いてみると、何をしゃべったか覚えていません。呼吸が速くなり、吐き気・嘔吐が起こることがあります。

そして、アルコール血中濃度が〇・三一～〇・四〇％。

「泥酔期」です。

もうまともに立つことができません。意識がはっきりせず、いっていることがめちゃくちゃになります。他人が抱き起こそうとしても、まるで電柱のように重いことから、俗に「抱柱期」などといわれることもあります。

アルコール血中濃度が〇・四一～〇・五〇％。

「昏睡期」です。

意識がなくなり、生命の危険が迫ります。さらに、このレベル以上にアルコール血中濃度が上昇すると、脳機能が止まり、急性アルコール中毒死する段階となります。

私たちが論じようとしているステイタスブレインは、思考が通常よりも円滑に働く段階です。

酔いが進行し、千鳥足になってしまったりする「酩酊期」以降は、やはり、ステイタスブレインは成立しにくいと考えていいでしょう。

では次に、対談中の私たち三人の呼気中アルコール濃度の変化を見てみましょう。166ページからのグラフをご覧ください。

三人とも、呼気中アルコール濃度は、最大で約〇・四㎎／L（大井・対談九十分経過時）で、「ほろ酔い期」の中にとどまっています。

比べると、すぐにわかりますが、三人のうちでは、羽仁先生が、もっともゆっくりと呼気中アルコール濃度が上がっていきました。

ゆるやかな角度ですが、最後までゆっくりと数値が上昇し、呼気中アルコール濃度は、最大で〇・三㎎／L（対談約百七十分経過時）を記録しています。

一方、大井と羽仁夫人は、飲み始めると、呼気中アルコール濃度がいったん急角度で上昇していきます。

羽仁夫人の場合、一時間を経過したあたりで、酔いのピークが形作られています。その後は、ゆっくりとアルコール濃度が下がっていきます。

夫人の場合、この対談においては、夫君の羽仁先生や私のフォロー役を務めて下さったわけです。夫人は、まず酔うことによって、この対談の行われた場になじもうとしたと考えられます。そして、ある程度、酔ったあとは、対談自体を楽しんで下さったのではないでしょうか。

一方、大井の場合も、かなり急角度で、呼吸中アルコール濃度が上昇し、九十分経過時で、酔いのピークとなっています。その後はいったん、アルコール濃度が低下。はっきり意識していたわけではありませんが、対談のホスト役として、酔い自体も調整していたと考えられます。

ちなみに、この対談において、飲みながら、私の思考がステイタスブレインに到達できていたかどうか。

現前するステイタスブレイン

答えは残念ながら否でしょう。

対談中、私が自分の見解を披露したり、脳に関する新しい情報を提供した場面もありましたが、それらは、対談のうちで生じたステイタスブレインによる新たな思考とはいえません。

構成に沿って議論を進めるため、あるいは、また、羽仁先生の発言を受けて議論を補足するため、私が、記憶から適宜引き出された情報を披瀝《ひれき》するにとどまっていたというべきでしょう。

なにより私は、今回の対談のホスト役として、お客さまである羽仁先生ご夫妻が気持ちよく過ごされることに注意を払っていました。

お客さまを気遣うだけではなく、時間ごとに計測がつつがなく行われ、対談が円滑に進められることにも注意を払わなければなりませんでした。

こうした状況でしたから、率直にいって、純粋に自分自身の思考に集中することはできませんでした。

この結果、私の場合には、ステイタスブレインという高められた意識状態が発生しなかったということになるでしょう。

確かに対談中、羽仁先生の言葉によって私の思考が刺激され、また、感情が動かされることがたびたびありました。

それらは、条件が許せば私の思考にステイタスブレインをもたらしたかもしれない場面でしたが、やはり、対談という制約を受けて、さらなる思考が展開されることはありませんでした。

ただ、そういう瞬間がいくつもあったこと、いくつもの貴重な思考の萌芽を与えられたことを率直に認めておかなければなりません。

一方、羽仁先生は考えながら語り、語りながら飲み、飲みながら考える、その姿はまさに圧倒的なものでした。

先生のお話はどれも魅力的であり、かつ、刺激的でもありました。

ときに、高名な大学の教授が学生たちの前で講義を行っている。さながら、そんな雰囲気も漂いました。

羽仁先生の意識の上には、まさに私が想定していたようなステイタスブレインが確かに生じつつあり、私たちの眼前で、先生のステイタスブレインによる思考実験が繰り広げられていたといってもよいのではないでしょうか。

では、いったい何がステイタスブレインをもたらすのでしょうか。

呼気中のアルコール濃度＝血中アルコール濃度の変化に応じて、脳の状態も徐々に変化します。

しらふからほろ酔い、酩酊、泥酔へと変化していくとき、脳の働きも、また、しだいにマヒしていくことになります。

先ほどふれたとおり、羽仁先生の呼気中アルコール濃度はゆるやかに上昇し続けました。「爽快期」から、「ほろ酔い期」へと。

ちょうど、この意識状態の移行期に、最初に働きが落ちてくるのが、大脳新皮質です。大脳新皮質の働きが低下すると、理性的な抑制が取れるために、相対的に大脳辺縁系の活動が活発になります。

さらに酔いが進めば、大脳辺縁系も働きが落ち、ついには小脳も働きが落ちます。この段階で、千鳥足の状態になっています。

また、記憶の中枢である海馬がマヒすれば、今やっていることや起きていることを記憶できない状態になります。

とりあえず、マヒが進んでしまったこれらの状態は、ステイタスブレインとは無縁の段階と考えられます。

大脳新皮質の働きが低下し、理性による抑制が取れることによって、ステイタスブレインの状態が生じるのでしょうか。

それによって理性の抑制から解き放たれて、ある意味で自由な発想が可能になる側面があることは認めなければなりません。

羽仁先生自身も、対談中、酒の効能として、理性から解放される価値について論じています（私も、この点については次節で論じるつもりです）。

しかし、私はそれだけの説明ではじゅうぶんではないと考えます。

ステイタスブレインにもっと深く関与しているものがあります。

それは何か。

一つは、「爽快期」から「ほろ酔い期」の段階で、大脳新皮質の機能が低下するのに比して、活動が活発になる大脳辺縁系の役割です。

また、一つは、その大脳辺縁系が深く関与している感性の働きです。

では、次に、対談中のもう一つの計測値である感性スケールについて詳しくふれてみましょう。

発達脳科学からの発想

感性について、私は、視覚・味覚・聴覚・嗅覚・触覚の五感による感覚的情報の受け止めかたと定義しました。

感性スケールは、感覚的情報の受け入れかたの総合評価としていますが、そもそもなぜ私がこの感性スケールといった概念を考えるに至ったか。

それは、私のこれまでの研究と深い関わりがあります。

私は発達脳科学の研究を続けてきましたが、この研究の過程で浮上してきたのが、子供の脳の発達における感性の重要性です。

私たちの脳では、大脳辺縁系から、大脳新皮質の前頭連合野に至る部分が、喜怒哀楽などの感情や創造、自らの生きかたなどの欲望や衝動をコントロールしています。

これらの働きのおかげで、私たちは欲望や衝動を抑え、人間関係を作りあげ、社会生活を送ることができるようになります。

しかし、それは、最初から生まれついて私たちに備わっているものではありません。両親や周囲の大人の働きかけによって、育ち、育てられていく能力です。

乳児は生後かなり早い時期から、母親の表情や声に敏感に反応することがわかっています。

この反応は、「情動伝染」と呼ばれるもので、意味を理解しているわけではなく、母親の声の調子などに漂っている情動の動きに、乳児が反応していると考えられています。

両親が表す、うれしさ、楽しさ、怒りや恐れ、悲しみなどの情動を参考にして、乳児は自分の行動を決めていきます。

六ヵ月を過ぎる頃から、乳児は自分の出した声に大人が反応すると、喜びます。自分の興味を汲み取ってもらったことがわかると、乳児は満足します。

そして、この満足したという情報自体が、ニューロンを介して、快の感情のシナプスを強化させます。こうしたくりかえしが、豊かな感情の生育を促し、また、多くの神経回路を強化させていきます。

最近では、新しいニューロンの働きから、こうした一連の発育段階が説明されるようになりました。

乳児は、生まれた直後から、母親や周囲の人たちの真似をしながら、ニューロンとニューロンをつなぐシナプスを強化させ、脳神経回路を発達させていくわけですが、この真似るという行為には、「ミラーニューロン」という脳神経細胞の働きが大きく関わっていることがわかってきました。

ミラー（鏡）という言葉が示す通り、ほかの人の行動を見るだけで、実際に同じ行動をしたのと同じ活動をするという脳神経細胞が存在するのです。

乳児の脳が成長する初期の段階では、感覚系から得られる情報がほとんどを占めています。

乳児は、感覚を総動員させて、見、聞き、触り、嗅ぎ、味わいます。

そして、見たり聞いたりした情報を何度も真似しますが、そのなかで自分自身の動きが発生していきます。

母親が笑うと、乳児も笑います。これは、まず感情が連動し、つまり、情動伝染が起こり、次に私たちの中にあるミラーニューロンが働くわけです。

乳児の成長には、こうした共感する感性の働きが深く関わっています。

しかも、ミラーニューロンの働きは、プラスの感情が生まれてから動き出すのです。

楽しい、うれしいというプラスの感情が、よりよく学べる脳を育てていくといってもいいかもしれません。

逆に、こうした点がうまく育たないと、さまざまな障害が起こってきます。

何らかの理由から、これらの部分がうまく育たないと、欲望や衝動のコントロールが利かなくなってしまいます。ささいなことでもすぐに感情的になり、欲望や衝動を抑えられなくなります。

いわゆるキレやすい子供になってしまうわけです。

このように子供の脳の発達においては、感性や感情の果たす役割というものは非常に大きいのです。

しかし、実は大人になっても、感性や感情は私たちの行動を決定するうえで、非常に重要なウエイトを占めています。

大人になる過程で、私たちは、喜怒哀楽といった感情や欲望や衝動を抑えられるようになったと話しましたが、実際のところはどうでしょうか。

社会生活を円滑に送るために、欲望や衝動を抑制することを確かに学び、それを実践することができるようになっているかもしれません。

しかし、感情の動きをコントロールすることに限っては、一概にそう言い切ることができないように思います。

私は何も、人が大人になっても感情を抑えきれないといいたいのではありません。意識するにせよしないにせよ、感情というものは、私たちの行動に非常に大きな影響を与えています。

いいかえれば、私たちは、常に理性によって決断し、行動を決定しているかというと、決してそんなことはないわけです。

いつも自分の理性や意志に従っているように見えて、じつは、感性や感情というものに支配されてしまっている場面も少なくありません。

典型的な例を挙げてみましょう。

ゴルフの、「イップス」という現象です。

ゴルフ好きのかたなら、よくおわかりでしょう。

パターの失敗をくりかえしているうちに、人は、「また失敗するんじゃないか」というマイナスの感情に襲われるようになります。

こうなると、次のパターを打つとき、身体がガチガチに緊張します。筋肉が緊張してしまっていると、脳の指令通りに筋肉がスムーズに動くことは望めません。

パッティングというものは、手足の筋肉の絶妙な連携によって行われる運動です。筋肉がガチガチに緊張し、ぎくしゃくとしか動かない状態では、当然ながら、手足の密接な連動など生まれません。

この結果、当初の予期通りに失敗してしまうことになります。

しかも、怒りや喜びを伴った情報というものは、脳に記憶されやすいものです。失敗の悔しさはそのたび記憶され、脳に保存されます。

それが再びパターを打つときに、過去の失敗の記憶として蘇り、そのマイナスの感情が私たちの行動を支配するようになります。

短い距離でも、いや、短い距離だからこそ、「これは失敗してはいけない」と負荷がかかり、うまくいかなくなる。このような度重なる失敗とその記憶によって、パターが打てなくなる。

これが、イップスという現象です。

もちろん、これは一つの例に過ぎません。当然ながら、こうした現象が起こるのは、ゴルフという競技だけにとどまりません。

私たちが日頃行っているさまざまな行動に対しても、このような形でマイナスの感情が影響を及ぼす場面がたびたびあります。

逆に、プラスの感情は、私たちの行動によい影響を及ぼします。

こうして発達脳科学の研究から、かつ、大人の行動を支配する重要な要素としての感情の考察から、私は、人間の行動において、感性というものが非常に重要であると考えるようになりました。

そうした感性や感情を測る一つの指針として私が考えたのが、感性スケールです。

これは子供の脳、大人の脳に限らず全年齢にあてはまるものです。

感性スケールとは？

感性スケールは、プラスの感性とマイナスの感性が、それぞれ五段階ずつあり、合わせて、感性を十段階に分類しています。

プラスの最高値、最もポジティブな段階から、マイナスの最低値、すなわち、最もネガティブな段階へと並べると、以下のようになります。

+V 信頼感
+IV 達成感
+III 充実感
+II 喜び・幸福感
+I 愉快・好感

-I 不快・嫌悪感
-II 悲しみ・不幸感
-III 失望感
-IV 絶望感
-V 恐怖

詳しい解説はのちにしますが、たとえば、恐怖に襲われたとき、人は声を発することもできず、動くこともできなくなります。

いわゆる、「フリーズ」してしまうわけです。さきほどのイップスよりもさらにひどい状態です。これが、マイナスの感性によって、完全に私たちの行動が支配されてしまった段階です。

今回の対談では、私たちの感性スケールがどう変化していくか、それを知るための質問項目を作成しました。

一つは、プラスの感性についてのチェック項目、いま一つがマイナスの感性についてのチェック項目です。

合わせて、その時点で、思考がどの程度働いているか、いわば思考の生産性についても、チェックしました。

掲載したグラフ（159ページ）のうち、「発想」「発案」「集中」「熟考」「品格」と分類されている線分の内訳は、以下のようなものです。

「発想」とは、現時点で、思考がスムーズに進んでいるかどうかを問うたもの。
「発案」とは、今、新しいアイデアが生まれつつあるかのチェック。
「集中」とは、今、雑念が消えて集中できているかどうかのチェック。
「熟考」とは、今、より深く考えられているかどうかのチェック。
「品格」とは、今、思考内容に品格を感じているかどうかのチェック。

まず三人のプラスの感性についてのグラフを見てください。

飲酒を始めると、正確にいえばテイスティング以降、プラスの感情、すなわちポジティブな感性が急上昇していることがわかります。

ちなみに、マイナスの感情、つまり、ネガティブな感性のスコアについては、羽仁先生、羽仁夫人ともに、対談開始前に、わずかですが高くなっていました。

対談開始前ということで、やや緊張などもあったのでしょう。

しかし、対談が開始され、酒を飲み始めると、その数値は低下し、低い段階で維持されました。

続いて、それぞれの思考の生産性についても見ておきましょう。

大井の場合、開始前は、いずれの項目も二点以下でしたが、テイスティング後に、二～三点上昇しています。

この点から、プレミアムウイスキーの香りを嗅ぐことによって、プラス思考が高まったことがうかがわれます（この件はこのあと検討します）。

また、最初はやや集中力が低かったものの、終了時には満点を記録しています。

続いて、羽仁夫人については、それぞれ、三〜五点のスコアから開始し、飲酒終了時点では、八〜九点を記録しています。

最後に、羽仁先生。

非常に特徴的なことですが、開始時から、羽仁先生は全体的にスコアが高めでした。ことに、発想、集中、品格の各スコアは、高いまま維持されました。

これは話し始めた当初から、先生が非常に高いテンションで語り続けたこと、すなわち、ステイタスブレインという超意識状態が生じていたことに対応しているといってよいでしょう。

途中、発想と熟考のスコアが若干低下しています。

しかし、その後、また上昇しているところから、その時点で、異なる発想への切り替えが行われたのかもしれません。

では、これらのグラフから読み解くことができるのは、なんでしょうか。

それについてふれるために、私たちは、大脳辺縁系の役割について知らなければなりません。

情動と記憶。密接な二つの回路

第一章でも簡単にふれていますが、ここで、いま一度、大脳辺縁系について詳しく説明します。

大脳辺縁系は、三層の構造をなしている脳のうち、脳の最奥にある脳幹部を上から覆う形で、脳の第二層を形成しています。その上に、第三層として大脳新皮質が存在します。

この大脳辺縁系は、人以外の哺乳類では大きな部分を占めており、発生学的には、第三層の大脳新皮質が形成する「新しい脳」に対して、「古い脳」に分類されます。

本能的な行動や感情などをコントロールし、記憶とも深い関連があります。

大脳辺縁系に、脳のどの部分までを含めるか、立場によって意見が分かれるところがありますが、その役割から、大きく二つの系列に分けることができます。

一つは、私たちの好き嫌いや、快・不快、感情に関連している扁桃体などの系列。

いま一つが、記憶に関わる海馬の系列です。

もともと大脳辺縁系は、一九三七年に、アメリカの学者パペッツが情動に関わる脳

●大脳辺縁系の古典的神経解剖学

パペッツ

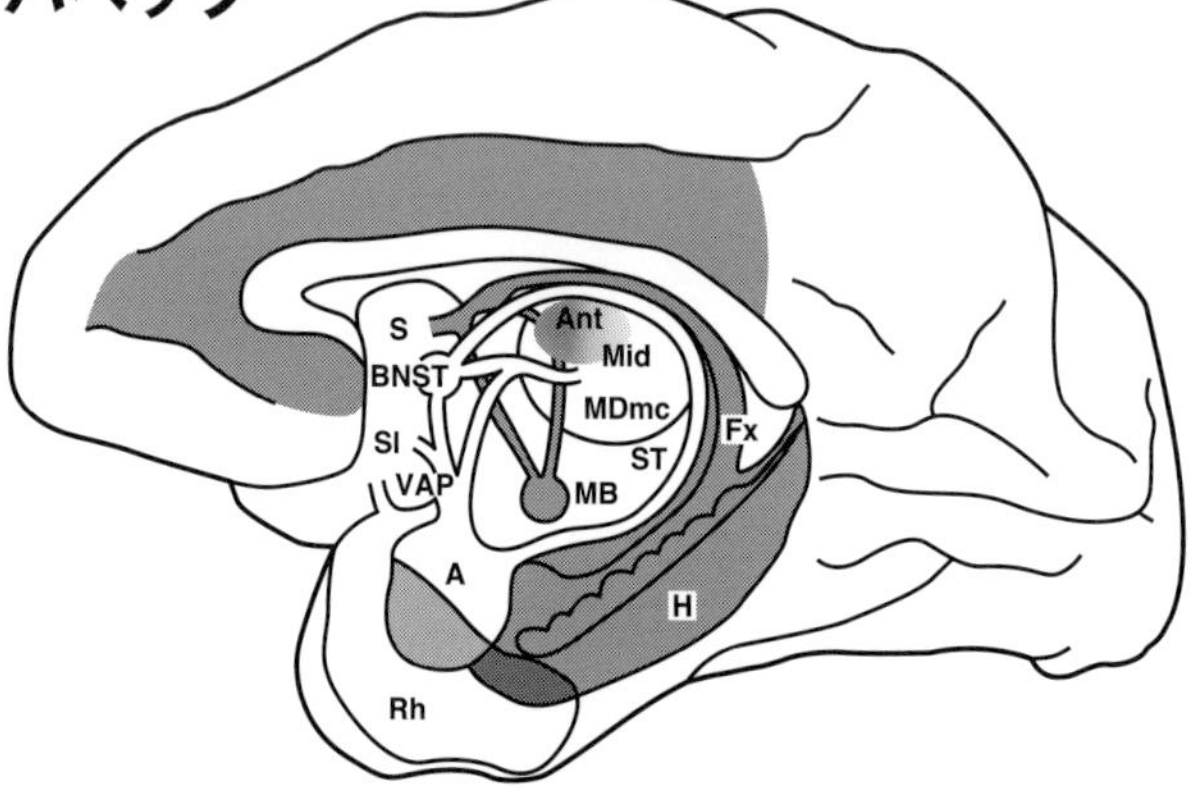

ヤコブレフ

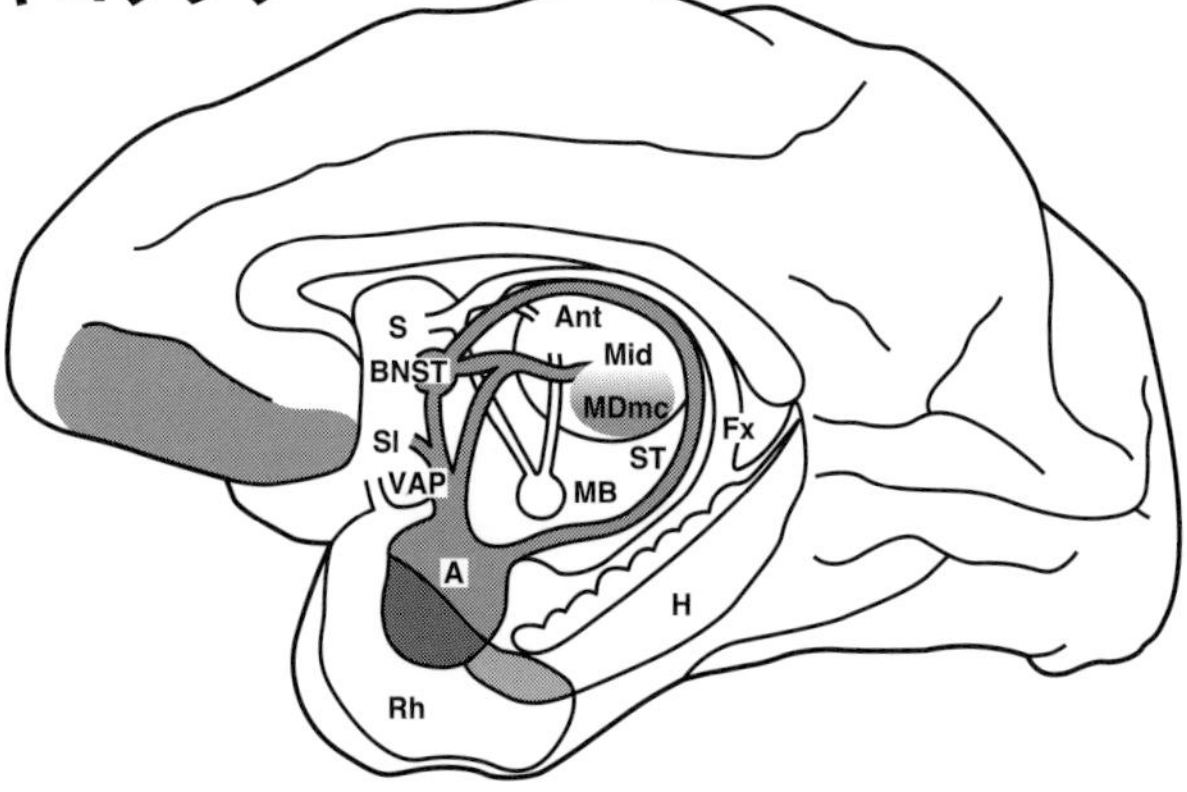

A PROPOSED MECHANISM OF EMOTION. Arch Neurol Psychiatry 1937; 38(4):725-743.
Journal of Nervous & Mental Disease:April 1948-Volume 107-Issue 4-ppg 313-335.より

部位をモデルとして示したことに始まっています。現在、パペッツの回路として知られているものです。

その後、ヤコブレフも、別の情動回路を示しました。

現在の大脳辺縁系は、これら二つの回路を含み、拡大したものになっています。

近年では、パペッツの回路は、情動ではなく、記憶を司っていることがわかってきました。また、一方、ヤコブレフの回路が情動を司っていることがわかっています。

すなわち、記憶に関わるパペッツの回路は、海馬、乳頭体、視床前核群、帯状回後部、海馬傍回などから構成されています。

また、情動に関わるヤコブレフの回路は、扁桃体、視床内側核、前頭前野帯状回前部などから構成されます。

重要なのは、この二つの回路が、つまり、情動と記憶を司る二つの回路がともに大脳辺縁系にあって、それぞれ独立して働いていながらも、二つの回路自体密接に関連し合い、互いが互いに影響を与えているということです。

しかも、この扁桃体には、味覚、嗅覚、聴覚、視覚、内臓感覚、体性感覚などのあらゆる感覚が、直接的に、または、間脳の視床核を介して間接的に入ってきます。

●大脳辺縁系の古典的神経回路

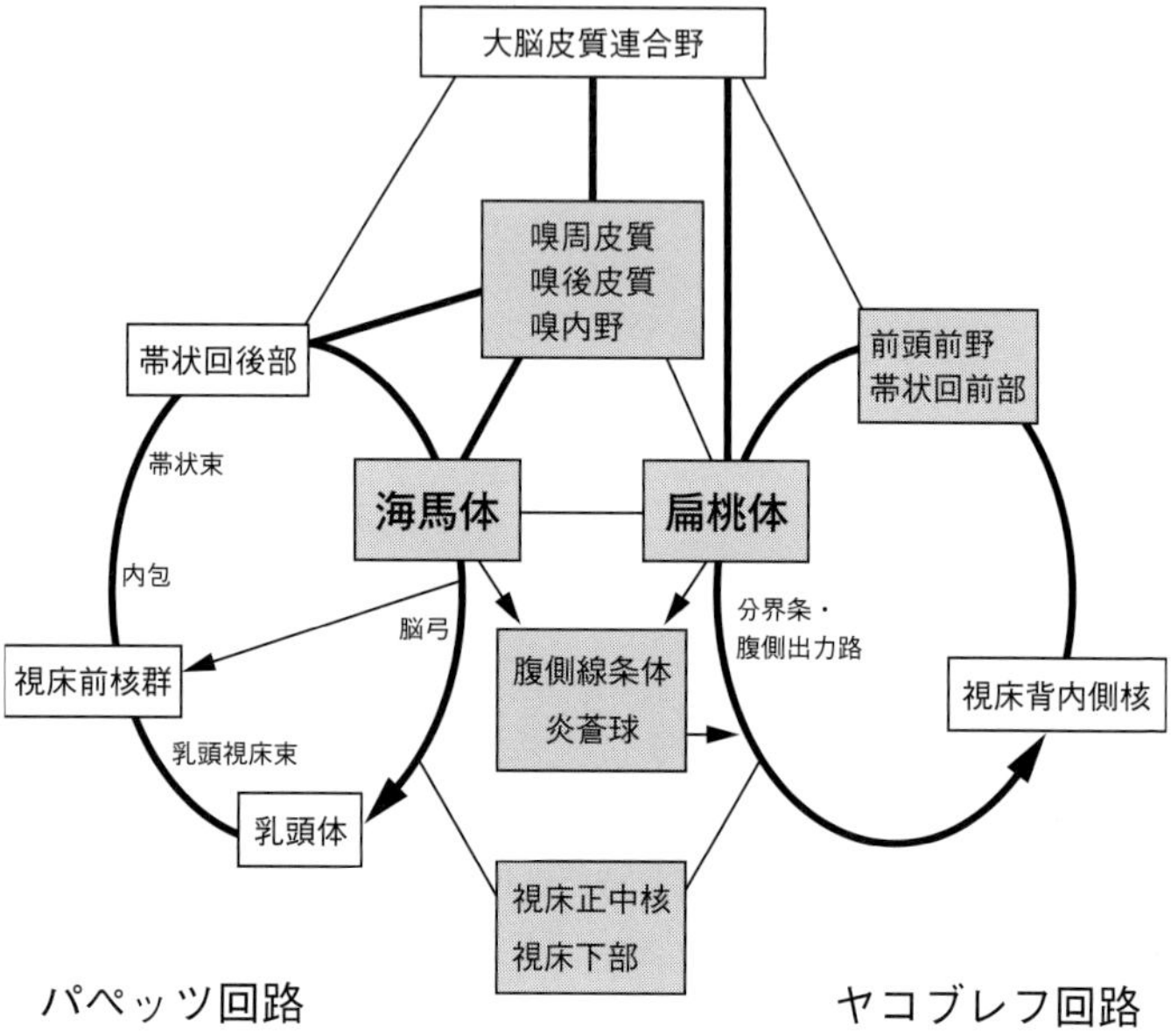

財団法人東京都医学総合研究所HPより

さらに、環境からの情報をそのまま感覚的に受容する生の感覚情報のほかに、大脳新皮質を経由して、いわば高次元で処理、知覚された結果が、時間的に少し遅れて扁桃体に伝達されることになります。

こうして感覚系を通して得られた膨大な情報は、扁桃体に至って、そこで過去の記憶と参照されて、好き・嫌い、快・不快などの反応が引き起こされます。

ここで、私が最も注目したいのは、嗅覚の役割です。

においがどのようにして脳に伝わるか、それを簡単に説明しておきます。

鼻の内側にある粘膜には、嗅覚受容器という特殊な神経細胞があります。

これらの受容器には、においを感知するうぶ毛のような線毛があり、空気によって運ばれてきたにおいの分子がこの線毛を刺激すると、それが、神経線維に電気信号を発生させます。それが、嗅神経に伝わり、脳へと伝達されることになります。

脳に出入りする神経を、脳神経といいますが、これが十二対あり、嗅神経は、その第一脳神経にあたります。

この第一脳神経は、嗅覚野である嗅内野や扁桃体に直接つながっています。つまり、においの刺激というのは、扁桃体に直結しているのです。

あるにおいを嗅ぐことによって、過去の記憶が呼び起こされるということを、私たちはたびたび経験しますが、これも嗅覚のこうした仕組みによるわけです。

嗅神経を通じて、においの刺激が扁桃体に入ると、扁桃体とも密接に関連している海馬から記憶が引き出されることになります。

扁桃体が損傷すると、好き嫌いがなくなったり、情動を伴った視覚的な識別能力に障害が出てくることもあります。

目の前にあるものが食べ物かそうでないかの区別ができなくなったり、普通なら恐れるはずの敵に平気で近づいていったり、といったことが起こってきます。

逆にいえば、よい香りというのは、扁桃体を刺激して、よりポジティブな感情を引き起こします。いいかえれば、このときポジティブな感性が目覚めさせられるといってもいいかもしれません。

プレミアムウイスキーを飲むときに、私たちは、ウイスキーのよい香りに刺激を受け、私たちのポジティブな感性が目覚めさせられます。

さきほども説明した通り、感性のありかたというものは、行動（この場合は思考）に大きな影響を及ぼします。

対談中、泣き上戸や怒り上戸がいけないという話が出ました。

これも、質の悪い酒によって、ネガティブな感性が目覚めさせられてしまった結果です。

ネガティブな感性は、みなさんもご経験があるように、あまりよいものを生みだしません。

たとえば、繰りごとを何度もくりかえすといった形で、ほとんど思考は停止状態になり、生産性を失ってしまいます。

一方、質のよい酒によって、その香りがポジティブな感性を目覚めさせ、研ぎ澄まされると、思考にも大きな影響が及ぶことになります。簡単にいえば、脳がより活性化されるわけですが、香りを通して、扁桃体が心地よく刺激された結果、それと連動して海馬の働きも活性化します。

そして、これらの一連の相乗効果によって、思考回路がふだんよりもよりスムーズに回り始めることが、ステイタスブレインという意識状態をもたらすのではないかと考えられるわけです。

酒を飲んでいるとき、あるテーマについて思考が始まります。

すると、活性化している海馬では、それに関連した情報が記憶から頻繁に引き出され、思考中のテーマと参照され、比較されることになります。

こうした記憶の参照、閲覧、照合によって、思考中の事項に関しての、新しい視点や、別の事項との新たな組み合わせが生み出され、それが、ひらめきや新たな着想として意識されるのではないでしょうか。

実際、今回の対談の結果を見ても、テイスティングの直後から、感性スケールや思考の生産性は大きく上昇しています。

ここで、私が当初、検討しようとしていた課題を再度掲げておきましょう。

①飲酒によって思考回路をより円滑に動かす超意識状態は確かに存在するが、その作用は飲む酒の種類によって異なる。

②最も思考を促すものは、ビールでもワインでも日本酒でも焼酎でもなく、良質のプレミアムウイスキーである。

③ほかの酒類と比較して、プレミアムウイスキーがとりわけ思考を促す理由は、脳の機能と深い関連がある。

④プレミアムウイスキーが思考を促すシステムは、じつは、人生をよりよく生きるための方法論と共通する。

この課題のいくつかには既に答えることができているといっていいでしょう。

良質のプレミアムウイスキーが、ビールやワインや日本酒等と大きく異なるのは、その香りです。

この香りの刺激というものが、情動と記憶の二つの脳の機能に深く関わっているが故に、良質のプレミアムウイスキーを飲んだときにこそ、ステイタスブレインが生じる可能性が高くなるのです。

さらに言い添えておけば、良質のプレミアムウイスキーというものは、当然のことですが、味もすばらしいものがあります。

味覚も、嗅覚に劣らず、大脳辺縁系に直接伝わり、扁桃体を刺激し、私たちのポジティブな感性と記憶を目覚めさせます。

プレミアムウイスキーは、こうした作用によって、私たちの意識状態を高めてくれるということができるでしょう。

酔いによって大脳新皮質の働きが低下し、理性の抑制がはずれることが、ステイタスブレインのきっかけとなるかどうかという点については、私はあくまでも、二次的な要素に過ぎないと考えます。

こうした一連のプロセスを、私はあくまでも一つの仮説として考えてきたわけですが、近年の研究では、私の仮説をフォローするような報告もなされています。

杏林大学医学部精神神経科学教室の古賀良彦教授の研究です（古賀良彦『いきいき脳のつくり方――臨床医が明かす〝しなやか脳〟の科学――』技術評論社）。

脳にある刺激が入ってきたとき、脳は、刺激ごとにさまざまな反応を示し、それぞれに脳波を発生させます。

古賀教授は、これを総称して、「事象関連電位」と呼んでいます。

そのうちに、刺激後、約〇・三秒で現れる「P300」という脳波があります。

これは、既に記憶している情報と、今脳に入ってきた情報が同じかどうか照合、判断するとき発生する脳波で、この脳波の大きさが増すほど、脳が活発に活動していることを意味するといいます。

興味深いのは、古賀教授が、実験でにおいを嗅がせながら、色や音の区別をさせてみたところ、本人の好きなにおいを嗅ぐと、P300の値が大きくなったという点です。

つまり、これは好きなにおいを嗅いでいると、脳の仕事の能率が上がる可能性があるということも示唆しています。

それだけではありません。古賀教授は、ウイスキーのにおいを使って、脳の血流量を測る実験も行っています。

人にウイスキーのにおいを嗅がせると、感情をコントロールする部位の血流量がふえるという結果が出たというのです。

中でもウイスキー好きの人は、より大きな効果が見られたそうです。

古賀教授は、無臭のエタノールを使っても、同じ実験を行っています。しかし、香りの高いウイスキーの場合のほうが、脳のどの部位でも、その血流量が明らかにふえていたということです。

つまり、熟成したウイスキーの香りこそが、脳の活性化に役立っている。それが、こうした実験からも推察されるわけです。

音楽の力

プレミアムウイスキーは、その香りと味覚によって、私たちのポジティブな感性を目覚めさせ、思考を活性化させますが、今ある感性の状態がポジティブであるか否かということは、たんに思考だけにとどまらず、私たちの行動にも大きな影響を及ぼします。

発達脳科学の研究から、私は、子供の脳の発達において、快の感情やポジティブな感じかたが成長に大きく関わっていることを知っていますが、すでに何度か指摘しているように、大人の行動にも、同様のことがあてはまります。

そうしたわけで、ポジティブな感性を目覚めさせることによって、脳を活性化し、その生産性を上げることは、プレミアムウイスキーだけに限った効能ではありません。

ほかにも利用できるものは、いろいろ考えられます。

たとえば、その代表的なものとして挙げられるのが、音楽です。

音楽もまた、聴覚を通して、私たちの情動に働きかけます。

プレミアムウイスキーの香りが、私たちの大脳辺縁系を、つまり、扁桃体と海馬を刺激し、ポジティブな感性を目覚めさせ、脳を活性化させるのと同様に、音楽もまた、大脳辺縁系を通じて感性と記憶に作用します。

優れた音楽は感動を呼び起こしますが、音楽の作用が、直接脳の活性化につながるかどうかはとりあえず置いておくとしても、ポジティブな感性を目覚めさせる働きがあるということはできるでしょう。

たとえば、私はいつも日曜日に論文や本を執筆することにしていますが、日曜日の朝、書斎のパソコンに向かったとき、常にベートーベンの交響曲をかけることにしています。

それも必ず、交響曲の第一番から始めます。次いで二番、三番と順を追ってかけていきます。

そして、論文執筆が非常にうまくいったときには、私はその日の仕事の終わりに、交響曲第九番を聞いていることになります。

私の場合、若いころからクラシック音楽に傾倒していたというわけではありません。ピアニストである妻の影響もあり、どちらかといえば、年を取るにつれ、しだいにクラシック音楽に親しむようになったといったほうが正確かもしれません。

クラシック音楽に親しむにつれて、中でも強く惹かれるようになった作曲家の一人がベートーベンでした。

ことに交響曲の第一番から第九番へ至る、九つの作品には、まさにベートーベンの人生が反映しています。

苦悩も、歓喜も、若さも、成熟も、その作品群の中に存在し、しかも年とともに、作品が深まりを見せていきます。

こうしてベートーベンの楽曲を順に流しておくことは、確かに執筆活動を大変勇気づけてくれます。私の中のポジティブな感性を目覚めさせるといってよいでしょう。それに、その日一日の論文の執筆がうまくいった際には、仕事の終わりに「喜びの歌」を耳にすることになるわけですから、こんなに励まされることはありません。

このようにポジティブな感性というものは、論文の執筆のような場合だけではなく、おそらく生活のさまざまな側面で役に立つはずのものです。

感性と行動のありかたには、ほかにもいろいろと応用できる、さまざまな可能性が秘められているといってもいいでしょう。

アマチュアとプロの感性

つい最近、私は、プロになったばかりの女子プロゴルファーの相談を受けることがありました。

彼女は、プロになって二年目。

彼女はどちらかといえば天衣無縫なタイプで、ゴルフにしても、純粋にプレーするのが好きだからと続けているうちに、いつのまにかプロになってしまったらしいのです。

しかし、そんな彼女もプロとして二年目に入り、壁にぶつかってしまっているようでした。

しかも本人にも、ぶつかっている壁の正体がよくわからないらしい。それで、どうしていいのか方策がわからず、困惑していました。

私が彼女に話したのが、感性スケールの話でした。

イップスの例がわかりやすいように、感情というものは、しばしば私たちの行動を支配してしまうことがあります。

それは、恐怖などを筆頭とするマイナスの感情の場合です。

一方、プラスの感情の場合、どうなるでしょうか。

私は、感性スケールのプラスの感情の五段階を挙げて、彼女に説明しました。

その五段階を、再度載せておきましょう。

+Ⅴ信頼感
+Ⅳ達成感
+Ⅲ充実感
+Ⅱ喜び・幸福感
+Ⅰ愉快・好感

わかりやすくスポーツに限った話にします。

あるスポーツ（彼女ならゴルフ）を行うとき、プレー中にその人を支配している感性がどれに該当するか。私が問題にしているのは、この点です。

そこで、最も到達が難しいと私が考えるものが、+Ⅴの信頼感。

逆に、+Ⅰや+Ⅱの段階は、いわば、多くの人が簡単に到達可能なものです。

つまり、「好きだからゴルフをしている」「面白いからやっている」「楽しいからやっている」というのは、いってみれば、アマチュアだからいえることです。

プロになり、しかも、プロフェッショナルとして成熟し、成長すればするほど、ただ「好きだから」「面白いから」「楽しいから」ゴルフをやっているとはいえなくなります。

そうした意味では、プロ二年目の彼女は、まだまだアマチュア気分が抜けていないのでしょう。

また、本人の性格や育ちかたもかなり関係していたに違いありません。若いせいもありますが、彼女は性格的に甘いところがあり、それに応じてプレーにも甘いところがあったのでしょう。

しかし同時に、彼女自身、それではいけないと自分でも漠然と感じ始めていた。だからこその壁、だからこその迷いだったのでしょう。

では、ポジティブな感性の、最上位に位置する、「信頼感」とは、いったいどんな感性でしょうか。

これは、さらに「絶大なる信頼感」といってもいいかもしれません。

超一流といわれるプロのゴルファーたちは、たんに「好きだから」「面白いから」「楽しいから」プレーをしているわけではありません。

まず第一に、自分自身に対して絶大なる信頼を置いていなければなりません。

ゴルフに限らず、あらゆるスポーツにおいて、こうした自身に対する信頼が基盤になくては一級のプロとはいえないでしょう。

その信頼とは、自分の技量に対する信頼であると同時に、その技量を磨いてきた、たゆみのない自身の努力への信頼であり、実際のプレー中の筋肉の微妙な連携を支えているはずの自分自身の精神への信頼でしょう。

しかも、同時にまた、一流になればなるほど、観衆からの期待と信頼を一身に受けることになります。それに怖じ気づくようでは超一流のプロとはいえません。

観衆や、テレビの前のファンの期待と信頼を一身に自分自身に引き受けて、なおかつ、最高のレベルのプレーを見せることができるのが、本当のプロフェッショナルであるはずです。すなわち、自身への信頼感とともにギャラリーの信頼感を勝ち得る。

それが、私のいうプロフェッショナル「信頼感」の内実です。

むろん、そこへ到達するのは容易ではありません。

しかし、プロであればこそ、そこへ向かって努力すべきだし、たんに「楽しい」からやっているだけではつまらない。だからこその、プロの醍醐味なのではないか。

途中で、挫折や迷いが生じないとはいえません。落ち込むこともあるでしょうし、絶望することもあるかもしれません。

私はかつて、「人生はN字なり」といったことがあります。

「N」の字の描線のように、いったんは底まで下がったところから、盛り返してくるときに、人というものがさらに大きく伸びることがあるものです。飛躍には、間の落ち込みが糧となるはずです。

このN字のカーブの浮き沈みをくりかえすことで、人は、人間的にも、大きな成長や成熟が可能となるのではないでしょうか。

もちろん、こうした成長過程においても、「好き」「面白い」「楽しい」という気持ち自体は否定されるものではありません。

これらのポジティブな感情は、つねにプレーの基盤となり、たとえば、プレーに迷いが生じたときに、立ちかえってこられる大切な場所となるはずです。

私は彼女にそんな話をしたのです（月刊誌『Ｃｈｏｉｃｅ』ゴルフダイジェスト社二〇一一年五・六月合併特大号に記事掲載）。

彼女は大変喜んで帰っていきました。その後、彼女の母親から、お礼の手紙をいただきました。

それを次に紹介してみましょう。

「娘は、プロ二年目を迎え、プロの怖さがわかってきたところです。

そして、頭の中が整理できないまま開幕を迎えました。

そのような時に、先生のお話を伺うことができました。先生に自分のことを話すことで、頭の中がすっきりしたようです。

娘は大変喜んでおりました。

彼女は小さい頃から、『宇宙人ちゃん』とか、『不思議ちゃん』とかいわれて参りました。

そのくらい毎日が楽しそうで、何にでも夢中になる子だったのです。

そんな子がなにやら難しい顔つきで毎日思い悩み始めてしまったのですから、親としても、とても驚きました。

あの子がこんなふうに悩むなんて、私にとっては、それも大きな謎でした。

ですが、娘といっしょに先生のお話をうかがって、その謎が少し解けたように思います。

先生のおかげで、娘もようやくプロとして成長するための一歩を踏み出したというところなのでしょう。本当に有り難うございました」


こうしたポジティブな感性のありかたが必要とされるのは、プロスポーツだけに限りません。

当然ながら、それは、私たちの生きかた全般にも通用することではないでしょうか。

達成するのは容易なことではないでしょうが、こうした崇高な感性のありかたは、よりよい生きかたを導いてくれるものだと考えます。

本書の主題に立ちかえってみましょう。

良質のプレミアムウイスキーは、大脳辺縁系を刺激し、ポジティブな感性を目覚めさせ、脳を活性化するといいました。

いいかえれば、良質のプレミアムウイスキーは、脳を活性化し、ポジティブな生きかたへと導くものだということができるかもしれません。

プレミアムウイスキーは、私たちの感性を動かし、前向きに生きようとする意志を目覚めさせてくれるものだといってもよいでしょう。

「はじめに」では、ステイタスブレインはステイタスのある人のための思考ではないと書きました。

いまも、それを否定するつもりはありません。

ただし、実りのある思考をもたらすためには、やはり、多くの経験が必要ではないかと私は考えます。

プレミアムウイスキーの味覚と嗅覚の刺激を受けて、思考回路がスムーズに回り始めるとき、意識するにせよしないにせよ、過去の体験や情報やデータが記憶の中から引き出され、現在行われつつある思考のテーマと参照され、組み合わされることになります。

経験とは、記憶の中に残された大切なネットワークです。このネットワークの中には非常に豊かな富が眠っています。過去の多くの経験があればこそ、参照されるデータも豊富になります。

こうした操作の結果、過去の経験や情報との新たなつながりが見出されることが、ひらめきやアイデアにつながるのだとすれば、そうした意味では、実りある思考にかけては、中高年以降のかたほど、自信を持っていいということになります。

そこで、自身の経験の集大成としての、より高次元の思考が生まれてもなんらおかしくはありません。

良質のプレミアムウイスキーは、良質の思考をもたらします。

その良質の思考のうち、最も高次の、すなわち、深い人生の経験から引き出された最もステイタスの高い思考が、ステイタスブレインということができるのではないでしょうか。

第二節　対話の果実

ポジティブシンキングの理想形

羽仁先生との対談においては、興味深い話題がいくつも取り上げられました。提出されたテーマはいずれも重要なものであって、それぞれ、さらに深めていくことができるものばかりでしたが、対談中は時間的な制約もあり、各テーマをさらに掘り下げることはできませんでした。

そこで、このパートでは、対談で提示された話題のいくつかを取り上げ、再び検討してみたいと考えています。

それは、ステイタスブレインによってもたらされたひらめきや新たな発想という種子を、果実として実らせる作業といってもいいでしょう。

まず第一に取り上げたいのは、羽仁先生の少年時代の体験です。

それは、発達脳科学を専門としている私にとって、いろいろな意味で示唆に富んだものでした。

動物たちとの交流以外にも、小学校の入学試験で落第してしまったことや、学校をサボってばかりいた話など、意外なエピソードも数々披露されました。

ことに私が感心して対談でも取り上げることになったウサギ小屋の話が、いったい先生の何歳のときの体験であったか、それが気になりました。

あとで確認してみたのです。

すると、小学校四年のことであると先生はお書きになっていました。

考えてみると、これは大変驚くべきことです。

いまいちど、この話の経緯を詳しくたどってみましょう。

小学四年生の羽仁少年は、次々死んでいくウサギの死因を突き止めるため、やれるだけのことをやろうとします。小学校の教師が頼りにならないと思えば、若い学者に質問をぶつけにいきましたし、ウサギの死骸を持って農事試験場を訪れました。

それでもなお原因がわかりません。

普通なら、大人でさえもこのあたりで諦めてしまいそうなものです。

ましてやそのウサギは自分のペットでもなく、学校で飼っているウサギに過ぎないのです。となれば、たとえ途中でその調査を放りだしても、小学四年生を責める人間はいないでしょう。

ところが、羽仁少年は、諦めるどころか、かえって腹をくくったようで、「どこにも頼れない」とウサギの病と闘い続けることを決意します。

羽仁先生のこうした決然とした姿勢からは、あくまでも前向きに事態解決に取り組もうという意志が読み取れます。頼りにしていた農事試験場などから、明快な〝解答〟が得られず、本人としてはさぞかしがっかりはしたでしょう。

しかし、それでも悲観のあまり打ちひしがれてしまってはいません。

その後、梅雨が過ぎ、ついにウサギたちの病は小康状態へと移行し始めます。

ここに至って、羽仁少年は、この病気の流行を、ウサギの数を増やし過ぎたことに原因があるのではないかと推定します。

そして、それ以降、生まれたウサギをもらってもらうことで数の制限を図り、病の予防に尽力することになります。

この物語は羽仁進という優れた個性があってこそ成立したドラマであるかもしれません。しかし、ここには大事な教訓があります。

対談で私は、羽仁先生のこうした態度を「ゼロから考えようとする意志」として称揚しましたが、これは、ポジティブに考えること、プラスの感情を保ち続けることがいかに有益かを示す好例ともいえます。

どんなに苦境に陥っても、羽仁少年はポジティブな発想を失いませんでした。ネガティブになってもなんらおかしくない状況であるにもかかわらず。やけになって直面している問題から逃げ出すことなく、羽仁先生は、次々自分のやれることを行動に移していきました。

それは、直接事態の解決にはつながりませんでしたが、それでも行動し続けた（この場合、ウサギ小屋の管理と観察を続ける）ことには、大きな意義があったはずです。もしも諦めてウサギ小屋の管理を放棄してしまったりしたら、その後の解決も得られなかったことは明らかなのですから。

当時小学四年生であった羽仁少年の一連の行動に、私は、ポジティブシンキングの一つの理想形を見ます。

立派な子供を、大人が尊敬して悪い理由がありません。

好きな気持ちが能力を伸ばす

小学校の入学試験で落第したり、小学校に入ってからも学校をサボりがちだった羽仁少年は、その後わずか数年もたたないうちに、「どこにも頼れない」という言葉をもらすくらい成長していたのです。

とはいえ、この小学校四年の段階においても、羽仁少年は、決して優等生になったわけではなかったでしょう。

自分の短所を修正して非の打ちどころのない子供になったわけではありませんでした。

お叱りを受けるのを承知でいえば、おそらく、いろいろな意味で、バランスの悪さを矯正したりしていなかったはずです。そしてその後も、先生自身がおっしゃっておられる通り、羽仁青年、あるいは羽仁中年は、大人になってからも、一貫して、夢見がちな人間であり続けました。

そう、バランスの悪い大人であり続けたのです。

もちろん私はこれを褒め言葉としていっているのです。

そのバランスの悪さ自体、おそらく、羽仁先生の仕事の原動力ともなったのではないでしょうか。

いや、少し先走り過ぎました。話をもどしましょう。

発達脳科学の立場からいえば、自分の興味ある事柄に対して、子供が能動的に関わっていくことによって、脳はどんどん活性化されます。

こうして興味ある事柄に関する情報が脳に入ってくると、その情報に関わるニューロンの結び付きも強化されます。

ニューロンとは、改めて説明すれば、生体の細胞のうちで、情報処理用に特別に分化した細胞です。

ニューロンの基本構成は、細胞体、樹状突起、軸索の三つの部分からなっています。

細胞体は、核などが含まれたニューロンの本体ともいうべき場所です。

樹状突起は、細胞体から多数出ている枝のような部分で、ニューロンの入力端子にあたります。

軸索は、細胞体から伸びるニューロンの出力端子にあたる部分です。

シナプスは、他のニューロンの軸索の末端が、樹状突起に結合した部分で、情報を伝達する役割を果たしています。

軸索を通ってきた電気信号が末端のシナプスに達すると、神経伝達物質が分泌され、隣接した他のニューロンの樹状突起に伝えられます。

こうしてニューロンは、シナプスを介して、ほかのニューロンとつながり、複雑なネットワークを形成しています。

ただし、ある経験をすると、それがただちにニューロンのネットワークとして成立するかというと、決してそうではありません。ニューロン同士はいったんつながっても、機能的にもすぐに離れてしまいます。

そうやって離れることも必要なのです。

というのも、そのように経験したことがただちに定着してしまうと、脳はたちまち不要な情報でいっぱいになってしまうからです。

そこで、ニューロン同士の結びつきが定着するためには、能動的にくりかえして経験することが必要になります。

そうすることによって、ニューロン同士の結びつきが強まり、ネットワークとして定着していきます。

それが、興味ある対象に対する関心をさらに呼び起こすことにもつながります。こうして入力される情報がふえ、脳内のニューロン同士が形づくるネットワークがどんどん広がり、より強固になっていきます。

このようにして自分が興味を持ったこと、自分が好きになったことに積極的に関わることで能力を伸ばしていくことが可能になるわけです。

私は現在、「キッザニア」と共同の研究プロジェクトを行っています。「キッザニア」に参加した子供たちは、将来の百三十種類の職種につながるような体験をすることができます。

「キッザニア」では、いくら失敗してもかまいません。そうやって、いろいろな能力を試すことで、自分の好きなものを見出し、能動的に打ち込むことを通じて、のびのび能力を伸ばしていくことができます。

羽仁先生の話にもどれば、先生は、少年時代の動物たちとのさまざまな関わりによって、脳が大きく活性化されたはずです。

また、ウサギの病の原因を探究するという貴重な体験を通じて、精神的な成長が促されたと考えられます。

このように幼少期から築き上げられてきた脳内の豊かなネットワークは、その後も、好きなものに対する関心が続く限り、成長を続けるものです。

それは、子供の能力を単純に伸ばすことだけにとどまらず、のちのちの人生を大きく切り開く力、人生を前へと推し進めてくれるパワーになるといってもいいでしょう。

後年、羽仁先生はアフリカで野生動物たちの記録映画を撮ることになりますが、もちろん、そうした仕事にも、幼少期のウサギ小屋の体験などが生きていたことはいうまでもありません。

先生と私

実をいえば、私自身も、羽仁先生ほど鮮烈なかたちではないにせよ、似たような体験をしています。

そして、その体験は、のちのちの私を非常に重要な仕事へと導き、かつ、人生を通してつねに仕事の支えとさえなったのです。

私が子供のころから夢中になったのは、小鳥を飼うことでした。

きっかけは、ほんの小さなことです。

小学校四年、九歳のときのことでした。

私は学校帰り、通学路で飛んできた十姉妹《じゅうしまつ》を捕まえました。被っていた野球帽をヒョイと振ったところ、その帽子の中に十姉妹が入っていたのです。

鳥に詳しくないかたは、私が野球帽で十姉妹を捕まえたなどというと、そんなに簡単に鳥が捕まえられるものかとお思いになるかもしれません。

しかし、これは本当のことです。

というのも、十姉妹は飼い鳥で、外にいるのはカゴから逃げ出したもので簡単に捕まえられるのです。

十姉妹は、スズメ目カエデチョウ科の小鳥で、数世紀前、中国で品種改良して作られた種です。

このため、そもそも野生種が存在しません。

野生の鳥のように敏捷ではなく、まともに飛ぶこともできません。ですから野球帽で捕まえることができたのです。

捕まえた十姉妹を父の「つがいにして飼ってみなさい」の一言で、私は飼い始めました。

十姉妹だけではなく、それがきっかけとなって、数々の鳥を飼いました。カナリア、インコ等々、家で飼える鳥はみな飼ったといっていいでしょう。

私の実家は田舎の病院ですから、庭の隅に、よく小学校でウサギなどを飼うようなスペースをもらい、そこで鳥を飼っていたこともあります。

いつだったか時期ははっきりわかりませんが、蛇が鳥カゴに忍びこんで、私の育てていた小鳥を呑んでしまう事件がありました。

そのときは父が烈火のごとく怒って、その蛇を木刀で叩き殺しました。木刀が折れるほど、蛇を殴りつけたのです。

今からふりかえってみると、あれは、父の私に対する一種のデモンストレーションだったのではないかと思いますが、小さな私にとって、それは強い印象を残しました。

小鳥のはかない生命、叩き殺された蛇の無残な死骸、私のために木刀をふるった父の姿。今もその光景を鮮烈に思い出すことができます。

しかし、たとえ蛇に襲われたからといって、私の小鳥熱はやむことはありませんでした。

ちなみに十姉妹というのは、どんどん増えるものです。いっしょの鳥カゴに入れていると、親兄弟でも子供を作ってしまいます。これまでに何羽飼ったのですかと人から聞かれれば、私はまじめな顔で「無数に」とこたえるでしょう。

小鳥小屋のほかに、鳥カゴが家にいくつあったでしょうか。自分で大きな「鳥の家」も作りました。

私は京都で浪人生活を送りましたが、そのときも下宿で、インコを飼っていました。研究者となり、研究室をもつ四国の病院に赴任していたときも、夜店でうずらを買ってきて育てました。うずらを飼って「手乗りうずら」にするのです。生まれたときから飼っていると、簡単に手乗りうずらに育てることができます。

その後、私は研究のため、二千体のヒヨコを胎仔として育て解剖しました。

その奇形因子の分解の実験は、私にとっては、決して退屈で、単調な、つらい作業ではありませんでした。

愛する小鳥たちとのつきあいの一貫として、なんの苦もなく続けられたのです。

そして、この二千体の解剖の結果を活用し、まとめたものが、私にとって大変に重要な論文となりました。

二分脊椎症という病気があります。

二分脊椎症とは、生まれつき脊椎の癒合が完全に行われず、一部脊椎が開いたままの状態であることをいいます。

神経系の一部が外界に露出しているため、神経のさまざまなレベルで障害が起こり、発達障害も生じます。

重度の二分脊椎症は、一万人に約六人の割合で起こります。手術しなければ、水頭症などの合併症や脳脊髄液の漏洩などを引き起こし、感染症から、約半数が死亡するとされています。

この二分脊椎のできかたには、それまで百年来定説とされ、誰も疑おうとしなかった学説がありました。私の論文は、その定説をひっくり返したのです。

さらに、二〇〇八年、私は、二分脊椎症の障害を持つ体重五九九グラムの超未熟児の女児の手術を行いました。

顕微鏡を使って、その子の開いた脊髄を縫合する手術に成功したのです（224ページ）。

その後、この女の子は、体重三二八五グラムまで育ち、無事退院しました。下肢にはマヒが残るものの、一命をとりとめ、すくすくと育っています。

この手術は、その当時テレビや新聞などでも大きく報道されましたが、この病気に関する世界で最も体重が軽い成功例とされています。

このようにふりかえってみると、幼いころから長年小鳥たちとつきあってきた体験というものは、私の人生に大きな影響を及ぼしていることがわかります。

羽仁先生のウサギ小屋の話を読んだとき、私は大きな感銘を受けましたが、そこには、こうした背景があったわけです。

羽仁先生にとって、幼いころの動物たちとのつきあいが、後年の創造的な仕事に結びついたように、私の場合も全く同じことがあてはまります。

もしも私が幼いころから小鳥を飼っていなかったら、きっと定説を覆すような論文を書くことはなかったでしょう。また、二分脊椎症の超未熟児の手術をすることもなかったでしょう。

自分が興味や関心を持ち、自ら能動的に関わり、脳のニューロンのネットワークを育ててきたことが、現在の私を作っています。

599グラム児に脊髄縫合

慈恵医大 世界最軽量で成功

東京慈恵会医科大（東京都港区）は16日、脊髄が先天的に割れ背骨からはみ出す「二分脊椎症」の障害を持つ体重599㌘の超未熟児の女児に対し、顕微鏡を使って開いた脊髄を縫い合わせる手術に成功したと発表した。女児は体重3285㌘までに成育し、同日に退院。この手術では世界で最も体重が軽い成功例という。

女児は昨年12月に妊娠から30週で生まれた。手術は出産から2日目に実施。直径約2㍉の脊髄を髪の毛の約10分の1の太さの糸で縫い合わせた。出血も2CCに抑えて輸血なしで成功した。女児は下肢に軽いまひが残る恐れがあるものの、脳神経に障害は残らなかった。

脊髄が開く重度の二分脊椎症は、1万人に約6人の割合で起きる。手術しなければ水頭症などの合併症や脳脊髄液の漏えい、感染症の恐れがあり、約半数は死亡するとされる。

執刀した同大付属病院の大井静雄教授（小児脳神経外科）は「日本における二分脊椎症の予防対策は先進国で唯一遅れ、発生頻度は上昇している。妊娠中に葉酸など必要な栄養を取るなどの啓発が必要」と呼びかけた。

【関東晋慈、写真も】

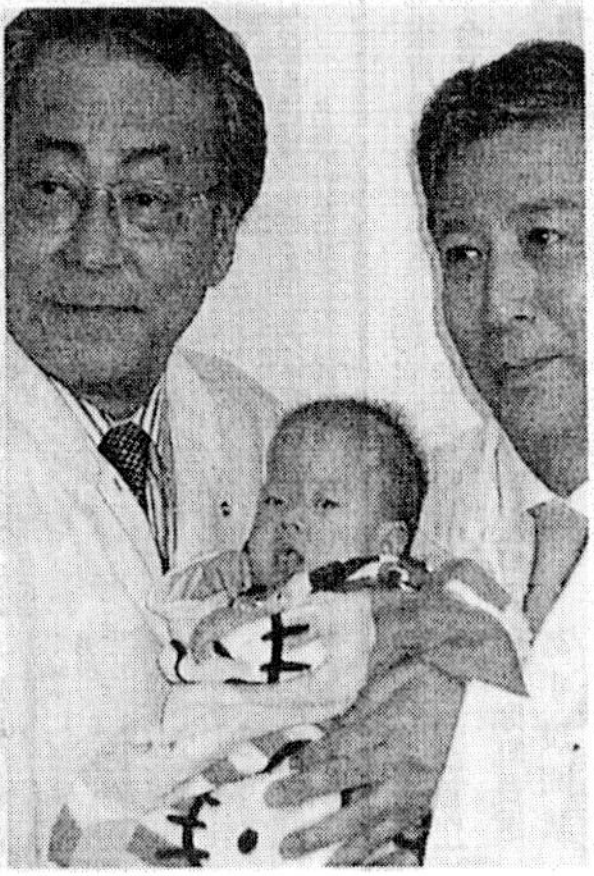

女児を抱く大井静雄教授（左）と井田博幸教授＝16日

毎日新聞2008年5月17日付紙面より

こうして自ら能動的にネットワークを育ててきたことが、医学的に重要な発見や大切な仕事につながったといっても過言ではありません。

流行の脳トレへの疑問

出生時に百四十億個あったニューロン（神経細胞）の数は、加齢によって減少していきます。

七十歳ごろには、約半分の七十億個程度になってしまうとされています。確かに日頃から使っていない神経細胞はどんどん退化していきますが、一方、長年使ってきた神経細胞は退化することなく生きています。

それに、たとえ神経細胞の数が減っても、それで、脳の力が極端に落ちてしまうというわけではありません。そこで、頼りになるのが、これまでの人生の中で培ってきたニューロンのネットワークです。

最近では、アンチエイジングの方法として、漢字練習や計算ドリル、ゲーム機などを利用して行う脳活性トレーニングが流行していますが、私は、これらの効果についてかなり懐疑的な立場を取っています。

計算ドリルで、脳の老化を防ぐことが本当にできるのでしょうか。

その人にとって最も有益な効果をもたらすのは、その人自身が前向きに取り組み、心から楽しいと感じられる行動です。

子供の場合が最も典型的であるわけですが、能動的に、楽しみながら行動するからこそ、ニューロンとニューロンの結びつきが強まり、ネットワークが広がり、そのネットワークに対応した能力も伸びていきます。

プレミアムウイスキーが感性をポジティブに刺激し、前向きに思考を推し進めてくれるように、自ら進んで好きなことを行うというプラスの感情も、ネットワークの結びつきを強めるのに役立つことはいうまでもありません。

もしも計算ドリルに前向きに取り組み、それが心から楽しいと感じられるのなら、確かにそれも脳活性にある程度役立つかもしれません。

しかし現実には、計算ドリルを毎日楽しくやれるという人はかなり少数派ではないでしょうか。

脳トレのドリルを、「やらなければならない」「やらないと認知症になる」といった強迫観念にかられて行っているだけだったら、どうでしょう？　毎日の義務として、いやいや続けるだけでは、あまり大きな効果が得られないように思います。

少なくとも、プロフェッショナルでない一般的な人々にとってそうした「苦行」によって、ニューロン同士の結び付きが強固になるかは、はなはだ疑問です。

加えて、私の立場から見ると、いわゆる現在の脳トレブームには、現代の画一化された教育体制に通じるものがあるように感じられてなりません。

つまり、それらはどちらも受動的で、型にはまった学習法なのです。

それでは豊かな実りは期待できないのではないでしょうか。実際の学校教育が大きな成果をあげているとはいえないように。

むしろ年を取ってからの脳トレとして、私はみなさんに、自分の好きな趣味に打ち込むことをお勧めしたいと思います。

趣味を能動的に心から楽しむなら、そのほうが、いやいやドリルをやるよりも脳活性にははるかに役立つに違いありません。

趣味といっても、いろいろありますが、もしもやってみたいこと、好きなことが元からあるかたは、それをやってみるのがいちばんです。

もしも無趣味なタイプで、何をやったらいいかわからないかたは、とりあえず自分が興味を持てるものから始めてみましょう。

料理や釣り、音楽、絵画、歌、ゴルフやテニス等々。それらを心から楽しむことが真のアンチエイジングにつながるはずです。

使っていなかったニューロンは、加齢とともに、どんどん退化していきます。

これに対して、長年の経験で培い、伸ばしてきたニューロンは、年老いてからも、まだまだ伸ばしていくことができます。

そもそも経験によって幅広いネットワークを形作り成熟した脳は、年老いにくいのです。

高齢の作家が、最晩年になって、素晴らしい傑作や、驚くほど長大な作品を発表することがあります。

脳科学的に見ても、それは決して不思議なことではありません。

長年磨き続けた能力は、年老いても、さらに伸びるのです。

近年の研究では、脳の興味や情動を司る部分のニューロンのうち、一部は、一生再生し続けることもわかってきています。

そこで新たに注目を集めているのは、グリア細胞の働きです。

グリア細胞の「グリア」とは、「にかわ」の意味で、脳内にニューロンの十倍程度の数が存在し、ニューロンを支えるものとされてきました。役割としては、ニューロンに栄養分を運んだりするだけで、ニューロン自体に大きな影響を与えないものと考えられてきたのです。

ところが、その見方が変わってきました。

グリア細胞には、さまざまな種類があるのですが、その中でも、最も数の多い「アストロサイト」というグリア細胞は、ニューロンのシナプス形成をコントロールしていることがわかってきました。

また、シナプスの情報伝達を効率よく行うのにも必要な存在であるという報告もあります。記憶や学習という脳の高次機能も、実は、グリア細胞によって支えられている可能性も出てきているのです。

グリア細胞の研究がさらに進展すれば、脳の老いについても、また、新しい展望が開けてくるかもしれません。

ともあれ、「三つ子の魂百まで」といいますが、まさにその言葉は大事な真実を伝えています。

今の自分が持っている脳の長所を伸ばし、上手に成熟させていくことこそ、老いに打ち負かされない秘訣といってもいいかもしれません。

王様は裸だ

今回の対談を通じて、羽仁先生から教えられた点がたくさんありました。

中でも印象的なものの一つが、プレミアムウイスキーを飲むことによって子供の心が目覚めさせられるのだという意見です。

酒を飲むことによって、抑制がはずれて気が大きくなるなど、感情的な振幅が大きくなるということはしばしばいわれることです。

ですが、羽仁先生は、「抑制」という言葉よりも、「解放」という言葉を重んじて使っています。その言葉によって、先生は、一般的な意見よりもさらに一歩進んだところまで思考を推し進めているといってよいでしょう。

なぜなら、抑制という言葉を使った場合、問題は、たんに理性対本能という一人の人間の内的な葛藤に還元されてしまいます。

ふだん、しらふのときは、理性が本能を抑え付けており、酒を飲み、大脳新皮質の働きが低下するにつれて、理性の抑制の箍《たが》がはずれると。

ところが、「抑制」ではなく、「解放」というと、ずいぶん意味合いが違います。

私たちが「解放」されるのは、理性からではありません。

このとき、私たちは、自身が縛られている常識や社会的な通念等々から解放されるわけです。

そして、その先にあるのが、子供の心なのではないでしょうか。

常識や一般道徳、社会的通念等々の規範は、無意識のうちに、私たちの考えに見えない枠（コード）を嵌《は》めています。その枠の中に安住している人間にとっては、その縛りを超えて発想することはなかなか難しいものです。

いいかえれば、私たちが生きている基盤となっている文化や制度が、私たちの見方、考えかたに制限をかけています。

このために見えなくなっているものも、確かにあるのでしょう。

羽仁先生の例でいえば、多くの大人は、２＋２＝４を正解として疑いません。

しかし、子供は疑うことができます。

「王様は裸だ！」ということができるのです。

逆にいえば、ある社会や一つの時代における支配的なコードを疑ってかかり、コードの外から考えることが新しい発想をもたらします。

私自身が、対談で「ゼロから発想する力」と呼んだものも、それに近い考えです。

2＋2＝4は本当に正解なのかと、改めて問いかけることによって、物事を別な角度から見ることが可能になります。

しかも、羽仁先生の場合、さらに素晴らしいのは、ただ、頭の中で問いかけるだけではない点です。

羽仁先生はそれに加えて、答えを出すために、行動を起こします。

馬を飼っている農家を訪ねたり、農事試験場へウサギの死骸を持っていったり。自分の中に問いが生まれたら、その答えを常に具体的な、実践的な行動によって引き出そうとします。

こうした思考と行動のありかたは、これからの難しい時代において、いよいよ必要とされてくるでしょう。

私自身がひとりで考えていたのでは、とてもこうしたところまで考えが及ぶことはなかったでしょう。

プレミアムウイスキーによって、子供の心が目覚めさせられる。こうした発想は私には全くなかったものです。羽仁先生は、私が考えていた以上に、ステイタスブレインの可能性を広げてくださったといってもよいでしょう。

私たちもまた、プレミアムウイスキーを飲むことによって、その豊かな思考の可能性を手に入れることができるはずです。

第三節　ステイタスブレインの可能性

S君が成長した理由

ここでようやく、冒頭でふれた、私の病院のスタッフである水頭症のS君の話に戻ることができます。

なぜ、私の予想を覆し、彼は大きく能力を伸ばすことができたのでしょうか。

すでに賢明なみなさんにはおわかりでしょう。

これまでに私が論じてきたいくつかの重要な条件が、彼のケースにもあてはめられるからです。

その当時、彼が大変な逆境にあったことは改めていうまでもありません。

脳腫瘍で死に瀕していたとき、じつは彼のお父上も不治の病にかかっていました。

S君が自分の病を克服したとき、彼が高校進学を断念したのは、一年以上学校を休んだせいもありましたが、経済上の問題もありました。

病の父を少しでも助けるために、彼は「自分は働きたい」と望んだのです。

その状況がもろもろわかっていたからこそ、彼の「プログラマーになりたい」という将来の希望を耳にしたとき、その希望が望み薄ではないかと思い込んでいた私は、思わず言葉を失ってしまいました。

しかし私とは違い、彼はそうした状況でもあくまでも明朗さや快活さを失わず、決して悲観したりしませんでした。未来を見据えて、今ある自分の仕事に前向きに取り組んだのです。

そのように現在の仕事にポジティブに取り組むこと自体が、次の仕事への大きな動機付けとなります。

おそらくS君の感性スケールを調べれば、かなり高次の値が出ると予想されます。つまり、彼はただたんに、その仕事が「好き」だから、「面白い」から、「楽しい」からやっていたわけではないでしょう。

彼を動かしていたのは、もっと高次の感性であったはずです。そして、こうした感情のありかたが、彼の行動を実り多いものとしたことは間違いありません。

このようにポジティブに仕事を続けることは、いやいや仕事をしている場合と比べると、はるかに脳を活性化します。

仕事に関わるニューロンの結び付きを高め、かつ仕事を続けることで、自分の関心のある領域の脳のネットワークが密になり、さらに広がっていきます。それにつれて、好奇心もどんどんと呼び起こされていくでしょう。さらに、それが次の興味につながるという、大いなる好循環を生みます。

それが、彼に充実した現在をもたらしたのです。

彼にあてはまることは、水頭症に悩む患者さんばかりではなく、健常のかたたちにもあてはまるものです。

前向きに生きようとする力が、子供たち、いや、子供たちに限らず、多くの人たちの能力を伸ばしてくれるのです。

体は分裂できない

第一章でもふれたとおり、水頭症の患者さんは、運動能力が極端に低下します。

その一方で、水頭症の子供たちはときに驚くほどの高い知能指数を示します。まるでそれを補うように知力が伸びるのです。

私の知っている子は、言語性ＩＱが二三八を記録しました。

また、たとえば、盲目のピアニストが世界には何人もいますが、こうしたピアニストのうちには、盲目になったかわりに、絶対音感を獲得する人が存在します。

このように何かを失った結果として、それを補うように、飛び抜けた能力が芽生えてくることがあります。

こうした現象をどのように解釈すべきでしょうか。

ある種の奇跡というべきでしょうか。

それは奇跡ではないと私は考えます。

むしろ、それだけの能力が潜在的に私たちの誰にも備わっているのだと考えるべきではないでしょうか。

それこそ、まだ小さい子供には備わっているのです、無限の能力が。

発達脳科学者として、私は、子供たちのそれぞれの能力が育っていく様子をつぶさに観察してきました。

この問題を考えているときに、私の頭に浮かんでくるのは、新約聖書の「コリント人への手紙」です。

これは、パウロが書いたものとされていますが、その中に非常に印象的な一節があります。

次に引用してみましょう。


体は、一つの部分ではなく、多くの部分から成っています。

足が、「わたしは手ではないから、体の一部ではない」と言ったところで、体の一部でなくなるでしょうか。

耳が、「わたしは目ではないから、体の一部ではない」と言ったところで、体の一部でなくなるでしょうか。

もし体全体が目だったら、どこで聞きますか。もし全体が耳だったら、どこでにおいをかぎますか。

そこで神は、御自分の望みのままに、体に一つ一つの部分を置かれたのです。

すべてが一つの部分になってしまったら、どこに体というものがあるでしょう。

だから、多くの部分があっても、一つの体なのです。

目が手に向かって、「お前は要らない」とは言えず、また、頭が足に向かって、「お前たちは要らない」とも言えません。

それどころか、体の中でほかよりも弱く見える部分が、かえって必要なのです。わたしたちは、体の中でほかよりも恰好が悪いと思われる部分を覆って、もっと恰好よくしようとし、見苦しい部分をもっと見栄えよくしようとします。見栄えのよい部分には、そうする必要はありません。神は、見劣りのする部分をいっそう引き立たせて、体を組み立てられました。

それで、体に分裂が起こらず、各部分が互いに配慮し合っています。

一つの部分が苦しめば、すべての部分が共に苦しみ、一つの部分が尊ばれれば、すべての部分が共に喜ぶのです。


（新約聖書新共同訳「コリント人への第一の手紙」第12章）


私はこの言葉に、発達脳科学者として、大いなる感銘を受けるのです。

第二章の対談でもお話ししましたが、胎児の脳というものは、ある時期までは、どこが何になるかわかっていません。

●生後25日から9ヵ月までの脳の発達と変化

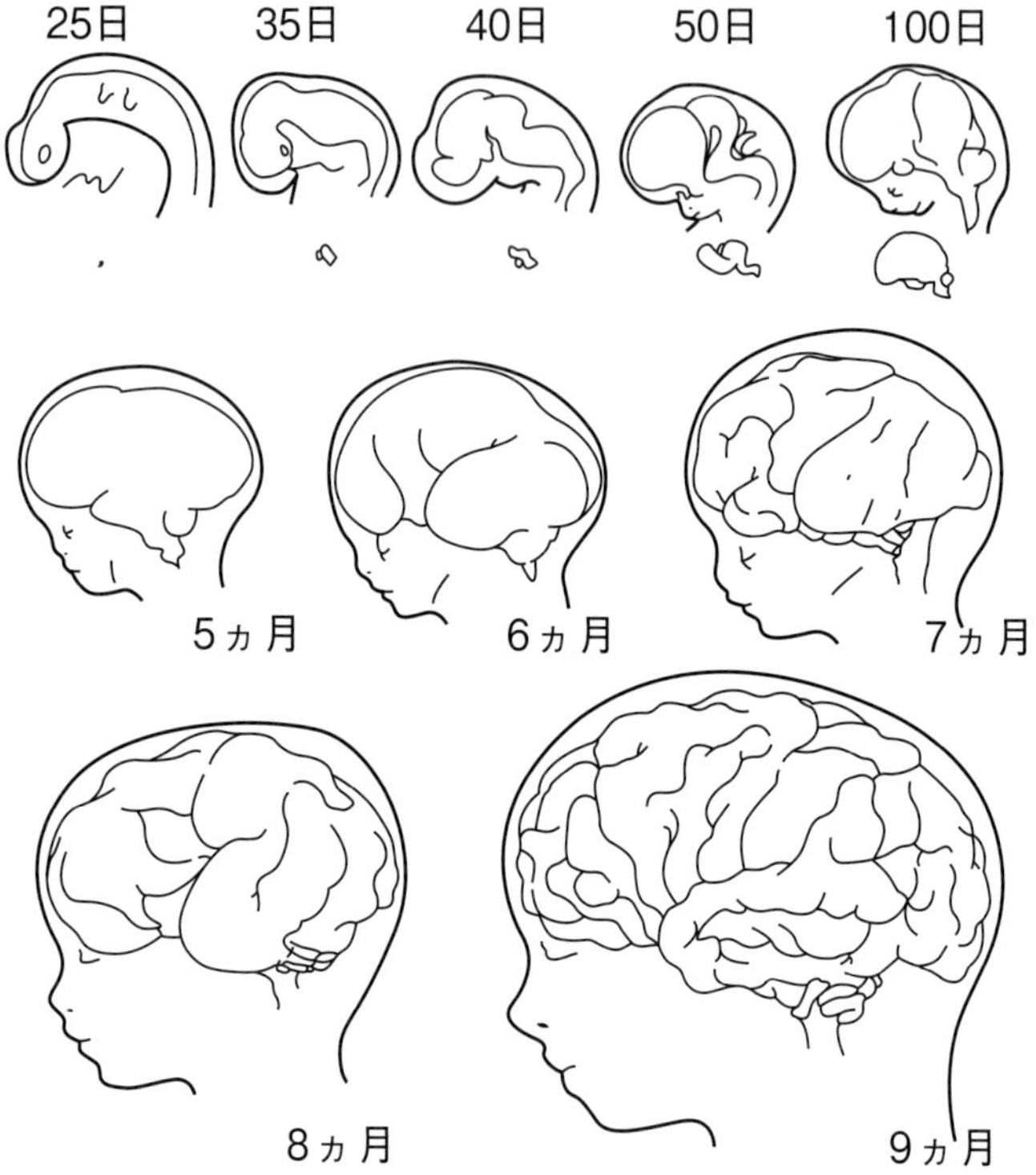

Cowan, W. M. ; The development of the brain. Scientific American, 241(3), pp. 113-133, 1979より

脳の原形である細胞はどんどん分裂しますが、まだ未分化の細胞であり、どんな機能を持つかもわかっていません。

妊娠六週目（約四十日目）になると、くびれが強くなり、大脳、小脳、中脳のもとができてきます。この時期になっても、まだ一つ一つの細胞が何になるかわかっていません。

妊娠八週目（約六十日目）になると、ようやく大脳皮質の原形ができあがります。

この時期、それぞれ、神経細胞は移動を続け、二十週目（約五ヵ月）を過ぎると、移動先によって、役割が決められます。

将来、司令塔になる前頭部に移動すれば、前頭前野になります。後頭部の一番端であれば、目で見たことを司る視覚中枢になります。

このように脳の細胞が一つ一つ育っていく過程を見ていると、人という存在は、一つの生命体として、分裂のできないものだと感じるのです。

このことは、ほかの多くの場面にもあてはまるものです。

たとえば、配慮の足りない母親というものは、子供の能力が伸びることを願う余り、ちょっとした失敗を見逃すことができません。それで、「なんで、こんなこともできないの」と叱ってしまいがちです。

いちいち失敗を取り上げて叱っていては、子供の能力は伸びていきません。劣っている部分も、優れている部分も、子供という生命体の欠かせない一部として見守ることが大事なのではないでしょうか。

一つの生命体としての共同体

ここで想起されるのは、共同体主義を提唱するアメリカの政治哲学者、マイケル・サンデル教授の話です。

サンデル教授は、ハーバード大学で、究極の選択という独特の手法で議論を深めていく講義で学生たちを惹きつけ、大きな注目を集めました。日本でも講義が行われ、日本の学生もまた議論に参加し、それがまたテレビで放映されました。それをごらんになったかたも多いでしょう。

サンデル教授は、東日本大震災に対する日本人の対応に驚きを示しています。二〇〇五年に米国南部を襲ったハリケーン・カトリーナが引き起こした災害では、強盗が横行し、便乗値上げも起こりました。これに対して、日本人が震災のときに取った、際立った公共性や冷静さ、略奪や便乗値上げなどを考えもしないコミュニティーへの連帯意識を、サンデル教授は称賛しています。

震災直後、日本では、多くの人々がしきりに「絆」という言葉を口にするようになりました。また、実際、みなが絆を意識するようになったのも事実でしょう。

そんなニュースを耳にしながら、

「一つの部分が苦しめば、すべての部分が共に苦しみ、一つの部分が尊ばれれば、すべての部分が共に喜ぶ」

という先ほどの「コリント人への手紙」の言葉を、私は思い浮かべたものです。

むろん私はここで、サンデル教授の提唱する共同体主義（コミュニタリアニズム）という概念を論じようというつもりはありません。

ただ、日本においても、震災が起こる前から、サンデル教授への、彼の提唱する共同体主義への関心は非常に高まっていたようです。

それは、震災があったにせよなかったにせよ、私たちを運ぶ大きな潮流であったのでしょう。

私が考えているのは、共同体というものを、一つの生命体としてとらえることです。今もなおこの世界には、政治体制やら、宗教やら、文明やらの激しい対立が存在します。その対立を対立として認めながらも、全体として、一つの生命体として世界が存在することは不可能なのでしょうか。

「一つの部分が苦しめば、すべての部分が共に苦しみ、一つの部分が尊ばれれば、すべての部分が共に喜ぶ」世界というものは、私の夢想にすぎないのでしょうか。いずれにせよ、一つの生命体として存立する共同体においても、あるいは、絆を大事にするコミュニティーにおいても、今後、私たちにとって、対話というものはいよいよ重要となってくるでしょう。

今回の羽仁先生との対談では、ホスト役に徹した影響で、自分自身の基準では、ステイタスブレインに達することができなかったと前にいいました。

しかし、そうはいっても、私が何も感じなかったというわけではありません。何も考えなかったわけではありません。

羽仁先生の発言は、どれも興味深いものばかりでしたから、それぞれの言葉が私の思考を、あるいは、私の感性を強く刺激しました。心の奥底で、深く動かされるものがありました。それによって、私の過去の体験が呼び起こされ、いくつもの記憶が参照されて、新しい思考の種子を蒔いてくれたのです。

この対話の間に、私自身の意識も高まり、ステイタスブレインの状態に近づいた瞬間があったというのは事実です。

今回の対談中は、対話の形で、そうして呼び起こされた私の思考が大きく展開されることはありませんでしたが、私自身がまた、ステイタスブレインの状態に至り、より高次のレベルで羽仁先生と対話を交わすということも、じゅうぶんに起こりうることだったでしょう。というより、そうした形にこそ、ステイタスブレインのもう一つの新しいありかたがあるといったほうがよいかもしれません。

ステイタスブレインという超意識状態をなるべく厳密に確定させ、多くのかたに認知してもらうために、私は、この本において、ステイタスブレインをあくまでも一個人の意識活動に限定して考えてきました。そもそもその概念は、プレミアムウイスキーを一人で飲み、自らの思考に沈潜していくイメージから発想されたものです。

しかし、最初のそのイメージにとらわれる必要はないのかもしれません。

また、その意識状態の検証という場を離れれば、それは、なにも一人の個人の思考過程に限定しなくてもよいはずです。

私自身、これまでにも何度も経験していることですが、酒を飲みながら人と話をしているときに、素晴らしいアイデアが生まれることも少なくありません。

今回の対談を通じて、私は、対話型のステイタスブレインというものが可能ではないかと考えるようになっています。

羽仁先生の言葉をお借りすれば、酒は、知らない人、親しくなかった人を、「遠い愛」によって結びつけるものです。プレミアムウイスキーの力によって、人の距離が近づき、複数の人たちが親しく話し合うことによって、感性がさらに刺激を受け、思考が呼び覚まされることも当然考えられるでしょう。

古代ギリシアの会議では、飲むことによって、人々の議論が活発になり、重要な決定が下されました。

もちろん、私は、国会で飲みながら議論せよなどといいたいわけではありません。

古代ギリシアでは、ある共同体に所属する人たちが、酒の力によって立場の違いを乗り越え、言いにくいことを言い合うことによって、議論を発展させた。羽仁先生はそう分析しておられます。

これを私の立場からいいかえることもできるでしょう。

酒の力によって、人々の感性がポジティブに刺激されます。古代ギリシアの人々は、そこから自然と引き出されてくる前向きな意見を交わし合うことによって、議論が建設的に発展した。そう見ることもできるのではないでしょうか。古代ギリシアの事例は、対話型ステイタスブレインの一つのひな型といってもいいかもしれません。

これまでにもお話ししてきた通り、プレミアムウイスキーは、私たちの感性を動かし、前向きに生きようとする意志を目覚めさせてくれるものでもあります。

そうして生まれる対話から、思いもかけなかったアイデアや新しい豊かさをもたらしてくれるのではないか。

私は大きな期待を抱いています。

おわりに

二〇〇七年十二月。

私は、アフリカ・ケニアのモンバサという町にいました。

その当時、アフリカでは水頭症の手術が全く普及しておらず、ケニアでも年間千二百人の子供たちが治療されず、放置されたままになっていました。

そこで、水頭症の神経内視鏡の手術技法を広めるため、私はかの地に赴いたのです。ケニア各地から集められた若い医師たちに、大井式のドイツで開発した神経内視鏡（Oi Handy Pro™ドイツ・カールストルツ社製）を用いて、水頭症の手術法を指導しました。

これまで水頭症の治療が行われたことがなかったアフリカの地では、この病気の研究者として、今まで見たこともないような症例に巡り合いました。

水頭症の乳幼児たちは、その名の通り、治療が施されないと、どんどん頭蓋に水がたまり、頭が大きくなっていきます。

通常、大人の頭囲（頭部の最大周囲の長さ）は五十数センチですが、この滞在時にケニアで出会った乳児たち（生後四ヵ月半〜十ヵ月）は、この年齢ですでに頭囲が、四十七〜六十七センチもありました。

私が手術した一例目は、生後七ヵ月の女児。

頭囲は四十七センチ。これでもいちばん小さい症例でした。

神経内視鏡を使って、この子の脳の中へ入っていったとき、私の眼の前には、今までに一度も見たことのない脳内の光景が広がりました。

放置されていたため、脳内の水（脳脊髄液）が高蛋白化し、脳の中で白い塊となり、内視鏡の視界を塞いでいたのです。

一時間かけて洗浄を行っても、結局、その子の脳の内部構造を見通すことができませんでした。

水頭症のことであれば、なんでも承知しているつもりでした。

しかし、そんな私でも、こんなひどい症例を見たのは初めてでした。神経内視鏡手術の技術伝道のために、ケニアにやってきたのに。

私はなにもできなかったのです。

今後、この子が別の手術を受けられるための準備的な処置を施し、一例目の手術を終えました。撤退するほかなかったのです。

二例目の症例は、最大の頭囲六十七センチの頭を持った、生後四ヵ月の女児。悪化した水頭症によって、脳内の形態が恐ろしく変形していました。

その脳内の空間は、未知の迷路のようでした。

それでも神経内視鏡を操作しつつ、内奥へと入り込み、開放すべき第三脳室の底を見つけることができました。そこを開放、過剰な髄液を排出することが可能になりました。かくして手術は成功し、スタッフが大きな歓声を上げたのです。

ケニアで初めて神経内視鏡の手術によって、水頭症の子供の命が救われた瞬間でした。

私はこの滞在において、五例の水頭症の手術を行いました。

そして、アフリカを離れる前夜、モンバサ湾のほとりに浮かんだボートレストランで、パーティーが開かれました。

ビールで乾杯。ワニやシマウマの肉のグリルなどでもてなされました。

夜が更け、私はプレミアムウイスキーを飲みながら、ケニアの若い医師たちと語り合ったものです。

日本には一万人の脳外科医がいますが、ケニアの脳外科医の数は、わずかに十人。お隣のウガンダに三人、近隣のタンザニア、エチオピア、そしてカメルーン、モザンビークに一～二人というのが現状です。

こんな状況であれば、たとえ神経内視鏡の手術技術を習い覚えても、脳疾患を患う患者さんたちが、脳神経外科医のいる病院に殺到するのではないかと心配になりました。

ですが、ドクターの一人が、私の思い込みを笑って否定してくれました。

「私たちは、脳外科医と小児麻酔を専門とする麻酔科医がチームを組んで、大井先生の開発された神経内視鏡のキットを持って、各病院を回って治療するのですよ」

その晩、私は、パーティーで請われて、こんなあいさつをしました。

「このケニアの水頭症の子供たち五人の手術においては、ケニアの脳神経外科医のチームのそれぞれが、神経内視鏡の手術の技術のみならず、多くのことを学んだと思います。

私もまた、水頭症の研究者として、さらに新たな水頭症の正体を知ることができました。

今の私たちの研究の力量、治療の技術では、打ち勝つことのできない水頭症の一病型がこのケニアには存在していたのです。

ですが、これが私たちの大きな一歩なのです。

挫折感、無力感から、自分たちに何が必要かを学び、立ち上がるのです。達成できないところに進歩の光があります。

困難を乗りこえる力ほど強いものはありません。人はそのためにここに生かされているのです」

ケニアの脳神経外科医たちの拍手と歓声は、ボートから溢れ出て、モンバサの暗い湾内にいつまでもこだましたものでした。

最近ふと私は、この最初のケニア滞在のことを思い浮かべることがあります（二〇〇九年にも、ナイロビ大学で神経内視鏡のワークショップを開いています）。

東京・神楽坂の自宅の書斎で一人、プレミアムウイスキーのグラスを傾けていると、あの晩のことが思い出されます。

私の心に残るのは、内視鏡のキットを持ってケニア各地の病院を回るのだといって、私に微笑《ほほえ》みかけた医師たちの瞳です。

もちろんアフリカにしても、ケニアにしても、現在、多くの問題を抱えているでしょう。医療の問題だけに限っても、水頭症だけにとどまらず、多くの子供たちの病気がろくに手をつけられず、いまも放置されたままになっています。

しかし、そうした厳しい現実に身を置きながらも、新しい手術法を学ぼうとする彼らの瞳は、希望に満ちていると感じられたのです。

そんなことを私が考えてしまうのは、日本がいま、震災という途方もない打撃を受けた直後だからでしょうか。

プレミアムウイスキーは、ひらめきを与え、脳を活性化し、ステイタスブレインをもたらしてくれるものであるだけではなく、私たちを前向きにさせ、生きる勇気を与えてくれるものです。

私がケニアの医師たちに贈った挨拶の言葉も、また、あの晩ボートレストランで飲んでいたプレミアムウイスキーがもたらしてくれたものであるかもしれません。

いま、ケニアの彼らに贈ったのと同じ言葉を、被災者のかたたち、あるいは、この大災害によって元気を失っている日本のすべての人たちに贈りたいと思います。

かつて日本にも、多くの人たちが瞳を輝かせていた時代がありました。

私が考えているのは、終戦直後のことです。

私自身、リアルタイムにその時代を知っているわけではありませんが、その時代に書かれた書物やテレビ番組などがそれを教えてくれます。

焼け野原の上に、あかるい青空だけが広がっていた時代。

戦争に敗れ、多くの人が亡くなり、私たちはたくさんの物を失いました。

しかし、そこから私たちは立ち上がり、歩き出しました。そのとき、再び歩み始めた人たちの瞳は、やはり、輝いていたでしょう。

このたびの震災で、私たちは多くのかけがえのない人や、かけがえのないものを失いました。

しかし、そのがれきの中から、かつてのように多くの人たちが立ち上がり、未来に歩み始めると信じています。

この本が、そうした人たちを手助けするものとして少しでも役立つものなら、こんなに幸せなことはありません。

現代プレミアブック

ステイタスブレイン
覚醒《かくせい》と昏睡《こんすい》の間《あいだ》に存在《そんざい》する脳《のう》のダイヤモンドリング現象《げんしょう》

2011年10月14日　第1刷発行

著　者　大井静雄《おおいしずお》

発行者　持田克己

発行所　株式会社 講談社

〒112-8001 東京都文京区音羽 2-12-21
編集部　03-5395-3762
販売部　03-5395-4415
業務部　03-5395-3615

印刷所　大日本印刷株式会社

製本所　黒柳製本株式会社

JOURNAL LABO
KODANSHA

ISBN978-4-06-295071-8 N.D.C.491 256p 19cm